I0503554

Plantas medicinales

Tomo VII

Prologo

Finalizamos esta colección de libros con las últimas plantas medicinales, una colección de jugos vitamínicos, plantas medicinales que sirven como desinfectante y una explicación de las vitaminas y minerales y sus correspondientes usos en el organismo humano

Este libro es una recopilación sobre plantas medicinales basado en los saberes ancestrales de los pueblos indígenas bolivianos y son una recopilación y una búsqueda de sus propiedades medicinales en sitios web de gran reputación y en el libro plantas de Bolivia con potencial medicinal

La presente rescata saberes ancestrales de los pueblos bolivianos

- Aymara
- Ayoreo
- Chacobo
- Chiquitano
- Esse Ejja
- Guarayo
- Guarasugẃe
- Machineri
- Moseten
- Paikoneko
- Quechua
- Tacana
- Trinitario
- Tsimane
- Weenhayek
- Yaminahua
- Yurakare

Las plantas medicinales se caracterizan en que sirven para tratar varias enfermedades al mismo tiempo

La medicina occidental sana, las plantas medicinales curan, estas sanan un 80% de los problemas ya que atacan la raíz del problema

Dios creó las plantas medicinales, y el médico inteligente sabe usarlas. Eclesiástico 38:4

Síganos en:

Facebook: @TodoSobrePlantasMedicinales

Twitter: @Pltsmedicinales

Youtube:
https://www.youtube.com/channel/UCaWgfx9L5CTVYiM0vKUPV3 g

Indice

Copaibo...Pág 6

Llanten...Pág 8

Lavanda...Pág 12

Tilo o Tila o tilo de hoja ancha o tilo de hoja grande.........Pág 15

Perejil..Pág 18

Jugo de remolacha con zanahoria.............................Pág 21

Batido de papaya, plátano con nueces........................Pág 23

Té de equinácea...Pág 25

Jugo de kiwi con manzana..Pág 27

Jugo de apio con manzana y pera..............................Pág 29

Jugo de piña, papaya y mango..................................Pág 31

Jugo de frutilla, naranja y sandía...............................Pág 33

Zumo de zapallo y zanahoria....................................Pág 35

Zumo de uvas verdes y pasas...................................Pág 37

Zumo de naranja, pomelo, frutilla, piña y miel.................Pág 39

Zumo de ajo, jengibre, perejil, manzana y zanahoria.........Pág 41

Plantas medicinales utilizadas como desinfectantes - Eucalipto...Pág 43

Plantas medicinales utilizadas como desinfectantes - la cebolla...Pág 43

Plantas medicinales utilizadas como desinfectantes - Ajo...Pág 44

Plantas medicinales utilizadas como desinfectantes - Laurel...Pág 44

Vitamina A...Pág 45

Vitamina B o complejo B...Pág 45

Vitamina B1..Pág 47

Vitamina B2..Pág 50

Libro Plantas medicinales Tomo VI..............................Pág 54

Vitamina B3..Pág 55

Vitamina B5..Pág 61

Vitamina B6..Pág 63

Vitamina B7..Pág 67

Vitamina B9..Pág 69

Vitamina B12..Pág 76
Vitamina C...Pág 77
Vitamina D...Pág 80
Vitamina E...Pág 82
Vitamina K...Pág 83
Azufre...Pág 85
Calcio...Pág 86
Cloro..Pág 89
Cobre...Pág 90
Fósforo...Pág 92
Hierro...Pág 92
Magnesio..Pág 96
Manganeso..Pág 99
Potasio..Pág 103
Selenio..Pág 107
Silicio..Pág 108
Sodio..Pág 109
Zinc..Pág 113

Copaibo

Es un árbol que tiene una altura de hasta 30 metros, su tronco es cilíndrico, su corteza es aromática

Nombre científico

Copaifera langsdorffii

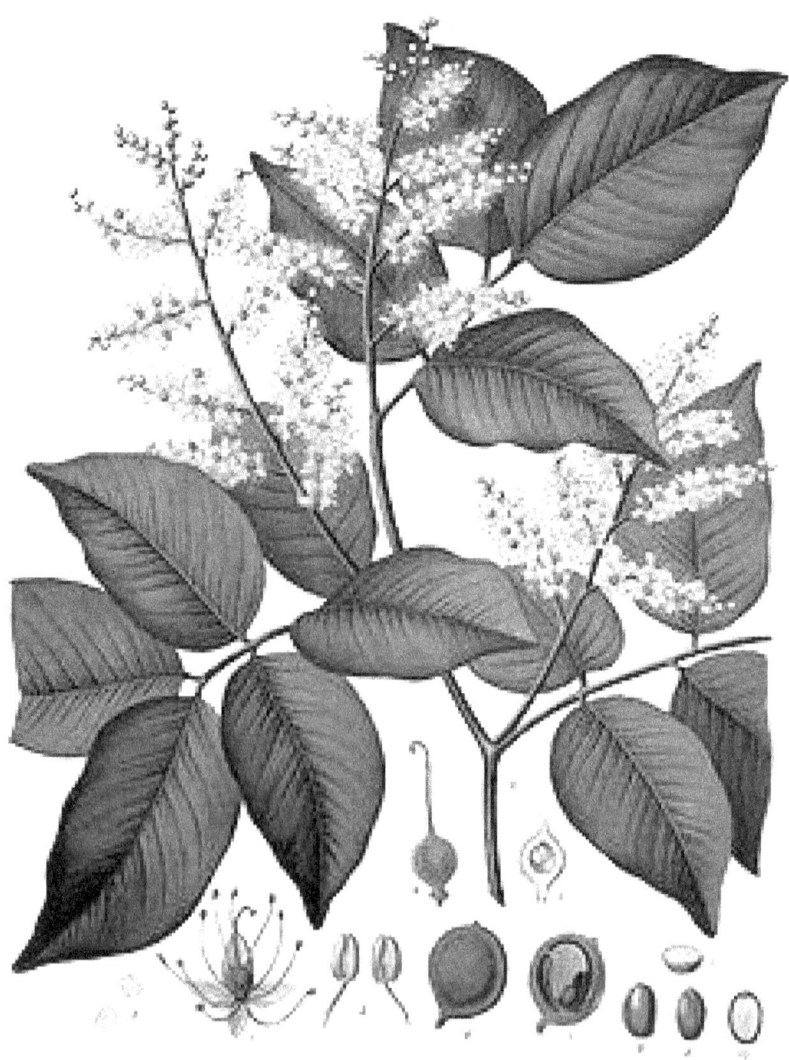

Parte que se usa

Toda la planta posee propiedades medicinales

Para qué sirve

- Hidratante
- Relajante
- Deurético
- Expectorante
- Contra rinitis
- Bronquitis
- Tos
- Gripe

PREPARACIÓN

Utilizar cinco gotas de aceite de Copaibo (bálsamo o resina del corazón del árbol) una sola vez por día durante 10 días, descansar por un periodo similar y continuar con el tratamiento.

Para realizar vahos se recomienda hacer hervir por cinco minutos la cáscara de Copaibo en un litro de agua.

PRECAUCIONES

Se recomienda consumir en dosis moderadas porque es resinoso. No debe ser consumido en el embarazo, porque puede producir vómitos y alergias.

Fuente

- Wikipedia

https://es.wikipedia.org/wiki/Copaifera

- Libro manual de medicina tradicional del Estado Plurinacional de Bolivia

Llantén

Es una planta herbacea perenne, tiene el tallo no ramificado, tiene una altura de 30 a 50 cm, se caracterisz por tener un tipo espiga, sus hojas son casi dentadas, sus flores son de color blanco verdusco. El fruto es pixidio. Las semillas son de color pardo

Nombre científico

Plantago major L.

Foto Wikipedia

Parte que se usa

Toda la planta posee propiedades medicinales

Para qué sirve

- Desinflamante de la piel (las hojas hervidas y tibias se colocan como emplastos en la parte afectada)
- Usado como remedio pectoral
- Deurético
- Expectorante
- Emoliente
- Cicatrizante
- Contra catarro
- Contra bronquitis
- Contra asma
- Contra quemaduras (en forma externa)
- Contra úlceras (en forma externa)
- Contra anginas (haciendo gárgaras)
- Contra la conjuntivitis
- Contra inflamación de los párpados
- Contra células cancerígenas
- Inmunomodulador
- Antiinflamatoria
- Antimicrobiana
- Anticancerígena
- Analgésica
- Antioxidante
- Contra tos
- Contra sinusitis
- Contra gripe
- Laxante
- Antibacteriano
- Astringente
- Antiséptico

PREPARACIÓN

En infusión se colecta dos hojas de Llantén y se le agrega agua recién hervida y tomar lentamente, puede endulzarse con miel de abeja. Este tratamiento se repite dos veces al día durante siete días.

Para levantar las defensas, se colecta una hoja de Llantén bien lavada y se licúa directamente con frutas, se consume el jugo una vez al día, en ayunas.

Para ayudar a bajar la fiebre se colecta hojas de Llantén, se combinan con aceite de Cusi y se aplica en forma de cataplasma sobre la cabeza, el pecho, las axilas y los pies, se deja actuar por minutos, luego se retira y se continúa friccionando con aceite de Cusi.

PRECAUCIONES

No consumir por tiempo prolongado, lo recomendable es 15 días de tratamiento. No se aconseja su uso en el embarazo, ni en la lactancia.

Otros nombres

alpiste, ballico, cañamón, cinco venas, gitanilla, grana, hierba de las siete costillas, hierba de las siete venas, hoja de lanté, hoja del antel, llantén, lantel, lantel del gordo, lantén, lengua de carnero, lengua de oveja, lentel, lentén, llanté, llantel, llantel mayor, llanten, llantén, llantén blanco, llantén blanquecino, llantén común, llantén de agua, llantén de hoja ancha, llantén de hojas anchas, llantén grande, llanten mayor, llantén mayor, llantén mediano, mijo, mill, oreja de liebre, pan de pájaro, pelosilla, pelusa, plantago, plantaina, plantaje, rabos de ratón, resbala-muchachos, rompisaco, setecostas, sietenervios, siete nervios, yantén

Fuente

- Wikipedia

https://es.wikipedia.org/wiki/Plantago_major

- Manual de medicina tradicional del Estado Plurinacional de Bolivia

Lavanda

Supera el metro de altura, tiene tallos cuadrados algo pelosos y generalmente con ángulos redondeados, sus hojas miden de 2 a 6 cm de largo por 2 a 5 mm de ancho,

Nombre científico

Lavandula angustifolia Mill.

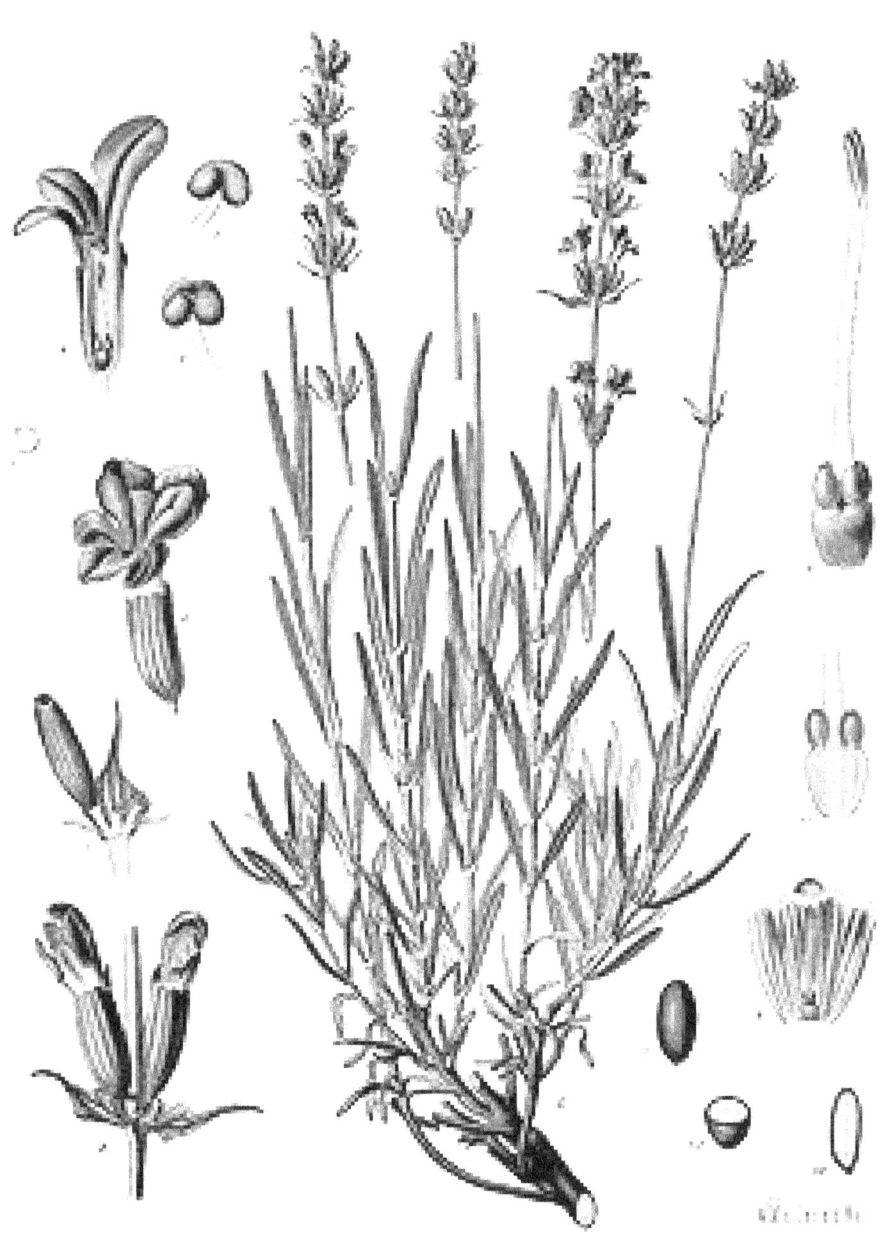

Parte que se usa

Toda la planta posee propiedades medicinales

Para qué sirve

- Calmante
- Insomnio
- Contra irritabilidad
- Contra dolores de cabeza
- Contra stress
- Contra ansiedad
- Desinfectante
- Cicatrizante
- Contre heridas
- Contra quemaduras
- Contra eczema seco
- Contra escamas
- Contra quemaduras de sol
- Contra picaduras de insectos
- Antiinfecciosa
- Contra resfriado
- Contra sinusitis
- Contra dolor de garganta
- Relajante
- Calmante del dolor
- Contra contracciones
- Contra reumatismo
- Antiparasitaria
- Contra piojos
- Contra fiebre (la flor)
- Contra nerviosismo
- Disminuye la tensión arterial
- Facilita la digestión por su acción antiinflamatoria
- Antiinflamatoria

PREPARACIÓN

Colocar varias flores secas de Lavanda en agua hirviendo, dejar reposar durante 10 minutos, colar y servir. Puede consumirse fría o caliente.

PRECAUCIONES

No se debe consumir en grandes cantidades porque aumenta el ritmo cardíaco. Ocasiona problemas gastrointestinales, náuseas y vómitos. No consumir en pacientes con hipertensión arterial.

Fuente

- Manual de Plantas medicinales del Estado Plurinacional de Bolivia
- Wikipedia

https://es.wikipedia.org/wiki/Lavandula_angustifolia

Tilo o Tila o tilo de hoja ancha o tilo de hoja grande

ES un arbol de copa de forma piuramidal, su troco es de color gris agrietada lçongitudinalmente y tiene una altura de 30 metros, sus hojas miden de 6 a 12 cm d largo dentadas y punteadas de color blanco o amarillentas muy olorosas , sus flores tienen 5 pétalos, su fruto es ovalado y muy peloso, contiene entre 1 a 2 semillas, sus hojas son comestibles

Nombre científico

Tilia platyphyllos

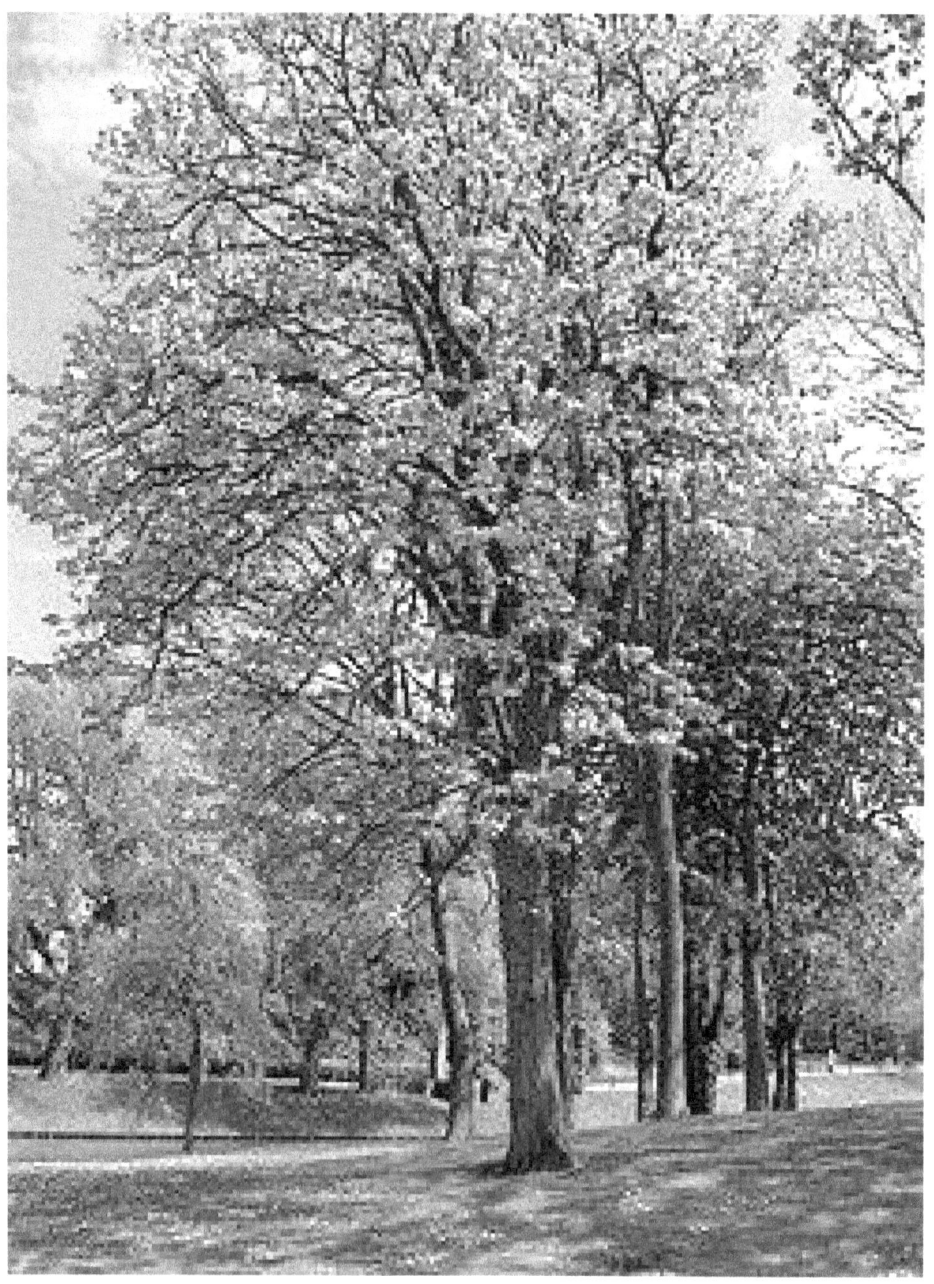

Parte que se usa

Toda la planta posee propiedades medicinales

Para qué sirve

- Ansiolítico o tranquilizante menor
- Sedante
- Neurético
- Deurético suave
- Antiespasmódica
- Contra dolores menstruales
- Demulcente
- Antifúngica (las flores)
- Reductores de la viscosidad sanguínea (la albura)
- Diaforética
- Aumenta la sudoración
- Hace disminuir la temperatura corporal
- Contra ansiedad
- Contra insomnio
- Contra resfriados
- Contra síndromes gripales
- Contra tos irritante
- Contra asma
- Contra indigestiones
- Contra migrañas por disfunción hepatobiliar
- Contra espasmos gastrointestinales
- Contra gastritis
- Extraordinario remedio para los nervios

Observaciones

Las bolsitas o en su defecto la tila en hierba debería de ser de unos 3 gr de inflorescencias por taza agua hervida, dejándolo diez minutos; se pueden tomar hasta un litro diario. Por ejemplo 1 taza después de las comidas y 1 antes de acostarse. De esta manera también mejoramos el descanso aparte de las digestiones. La tila también se puede añadir al agua de baño

Combina muy bien con la valeriana, la hierba luisa y la manzanilla

PRECAUCIONES

Reacción de hipersensibilidad (dermatitis de contacto y rinoconjuntivitis) a la planta.

No debe ser consumida por personas que sufren de obstrucción de las vías biliares, que toman medicamentos anticoagulantes, además que puede causar reacciones alérgicas, como el escozor.

Fuente

- Wikipedia

https://es.wikipedia.org/wiki/Tilia_platyphyllos

- Manual de medicina tradicional del Estado Plurinacional de Bolivia

Perejil

Es una planta herbácea que se cultiva especialmente como condimento, tiene una altura de 30 cm aunque puede llegar a los 60 cm, es además una planta aromática

Las hojas de todos los tipos de perejil son ricas en vitaminas y minerales, siempre que se consuman en crudo -como en la ensalada tabule, típica de la cocina libanesa-, ya que la cocción elimina parte de sus componentes vitamínicos. El perejil fresco contiene altos niveles de vitamina K, vitamina C y vitamina A.

Nombre científico

Petroselinum crispum

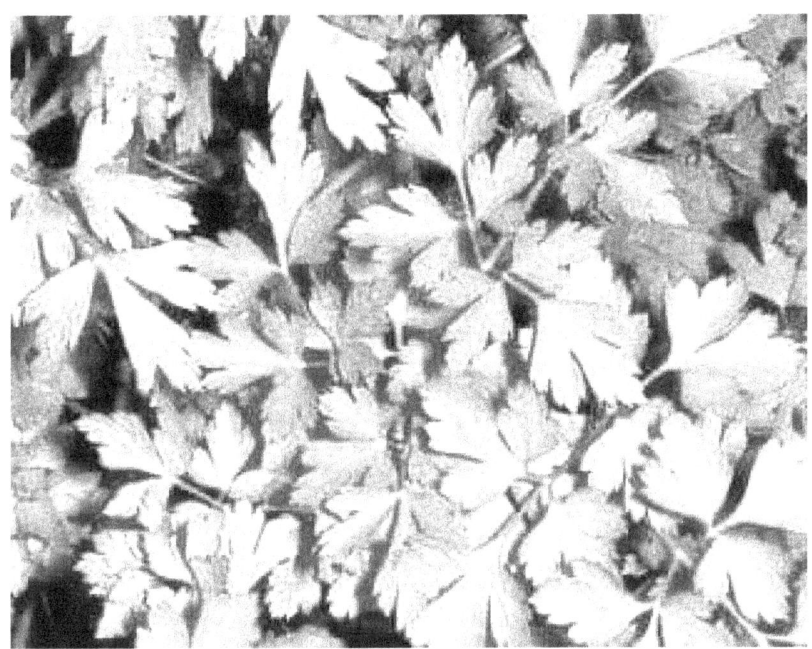

Para qué sirve

- Previene cálculos renales
- Limpia los conductos urinarios
- Ayuda a la fatiga por que es rico en hierro
- Ayuda a la anemia ,
- Diabetes ,
- Bajar de peso
- Menstruación,
- Previene enfermedades bacterianas
- Mejora la salud en los huesos
- Mejora la visión,
- Protege el tejido hepático
- Anti inflamatorios
- Limpia tu vejiga y riñón
- Incrementa la deuresis
- Favorece la excreción de agua y sodio

- Favorece la absorción de potasio y su aumento
- Tiene efectos terapéuticos como emenagogo, es decir aumenta la circulación de la sangre en la región de la pelvis
- Beneficioso para el riñón
- Beneficioso para el sistema digestivo en general
- Alivia las flatulencias
- Alivia los retorcijones
- Contiene vitamina A
- Contiene vitamina B1
- Contiene vitamina B2
- Contiene vitamina B3
- Contiene vitamina B5
- Contiene vitamina B6
- Contiene vitamina B9
- Contiene vitamina C
- Contiene vitamina E
- Contiene vitamina K
- Contiene calcio
- Contiene cobre
- Contiene hierro
- Contiene fósforo
- Contiene magnesio
- Contiene manganeso
- Contiene potasio
- Contiene Selenio
- Contiene sodio
- Contiene zinc

Fuente: https://es.wikipedia.org/wiki/Petroselinum_crispum

JUGO DE REMOLACHA CON ZANAHORIA

ALIMENTOS QUE DEBEMOS CONSUMIR PARA FORTALECER NUESTRO SISTEMA INMUNOLÓGICO

Ingredientes

2 rebanadas de remolacha cruda
1⁄2 zanahoria cruda
1 naranja con cáscara
1 cucharilla de jengibre en polvo
1⁄2 vaso de agua

Modo de preparación

Colocar todos los ingredientes en la licuadora hasta que se mezclen . Verter el jugo, en un vaso, sin adicionar azúcar o edulcorante. Se recomienda tomar después del almuerzo

Kilocaloria	Proteínas (g)	Grasas (g)	HdC(g)	Ca (mg)
121	3,96	1,59	23,6	66,03

P (mg)	Fe (mg)	K (mg)	Zn (mg)	A (mcg)	C (mg)
68,68	1,9	822,05	0,68	835,67	23,21

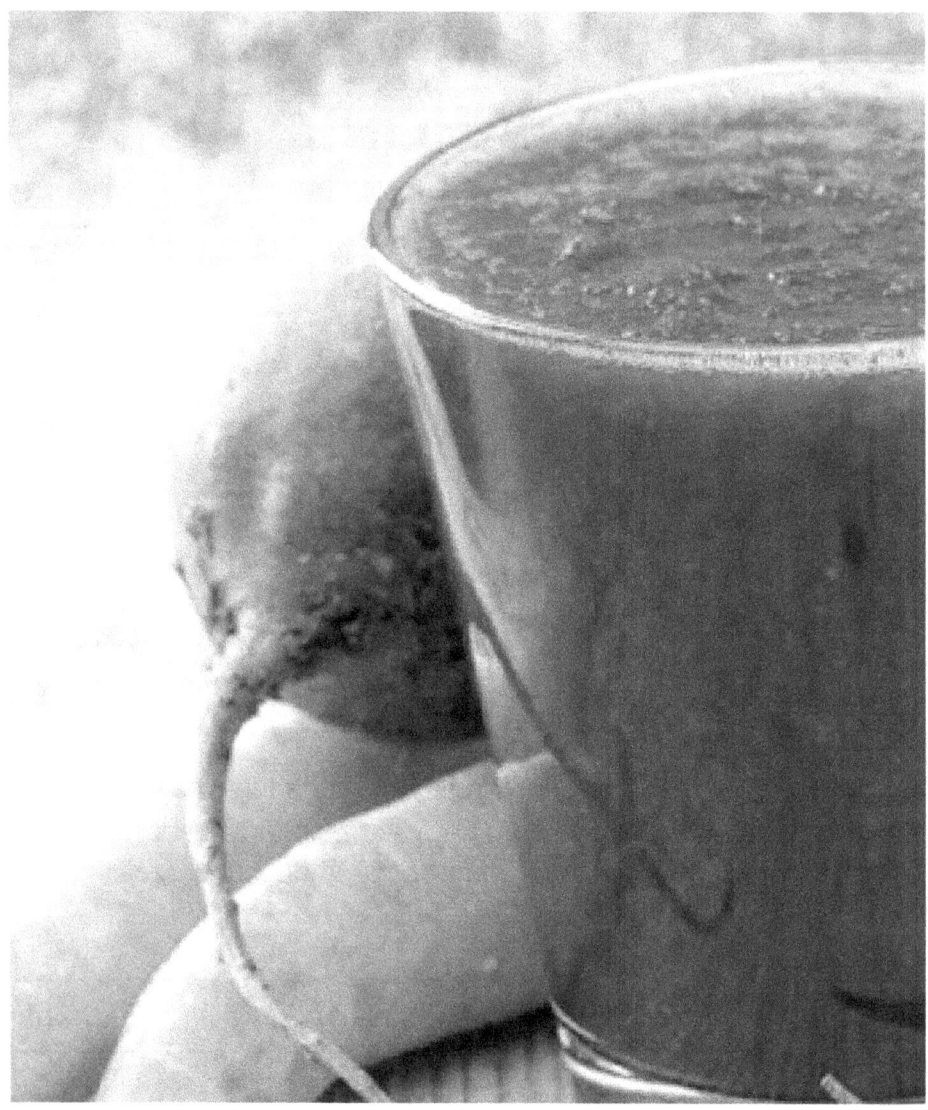

BATIDO DE PAPAYA, PLÁTANO CON NUECES

ALIMENTOS QUE DEBEMOS CONSUMIR PARA FORTALECER NUESTRO SISTEMA INMUNOLÓGICO

Ingredientes

1 plátano
1 tajada de papaya
1 cucharilla de cacao
en polvo 1 vaso yogur natural
sin azúcar 1 puñado de nueces
1/2 cucharilla de miel

Modo de preparación

Colocar todos los ingredientes en la licuadora y mezclar hasta que todo esté integrado. Servir de inmediato.

Se recomienda consumir en el desayuno.

Kilocaloria	Proteínas (g)	Grasas (g)	HdC(g)	Ca (mg)
442,48	10,52	18,27	58,99	183,76

P (mg)	Fe (mg)	K (mg)	Zn (mg)	A (mcg)	C (mg)
319,54	4,35	1047,84	1,78	80,50	51,45

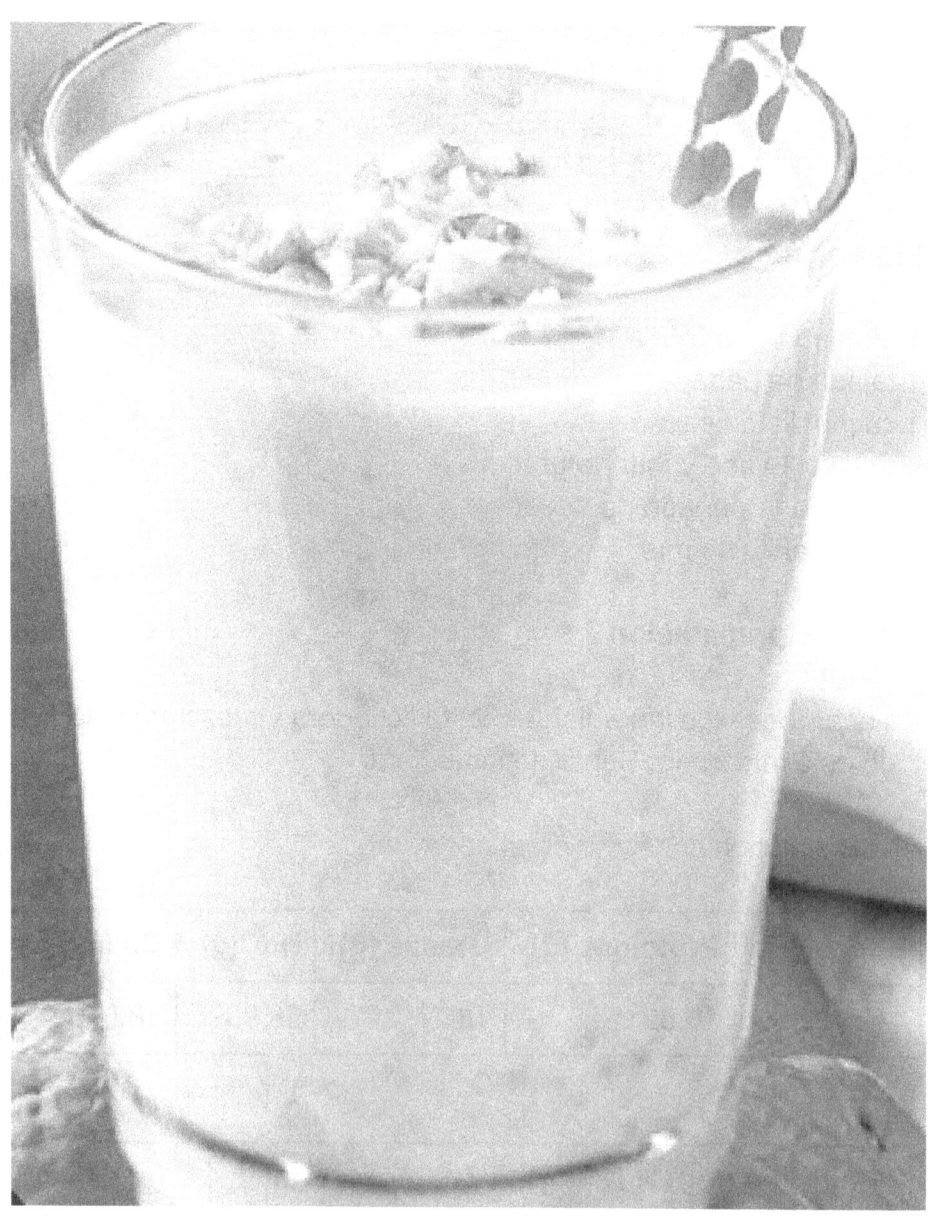

TE DE EQUINÁCEA

ALIMENTOS QUE DEBEMOS CONSUMIR PARA FORTALECER
NUESTRO SISTEMA INMUNOLÓGICO

Ingredientes

1 cucharilla de hojas
de equinácea
1 taza de agua
hirviendo

Modo de preparación

Colocar una cucharilla de raíz o de hojas de equinácea en una
taza de agua hirviendo. Deje reposar durante 15 minutos, colar.
Beber dos veces por día.

Se recomienda tomar por la noche.

Kilocaloria	Proteínas (g)	Grasas (g)	HdC(g)	Ca (mg)
32	2	2.21	5.42	

P (mg)	Fe (mg)	K (mg)	Zn (mg)	A (mcg)	C (mg)
					20

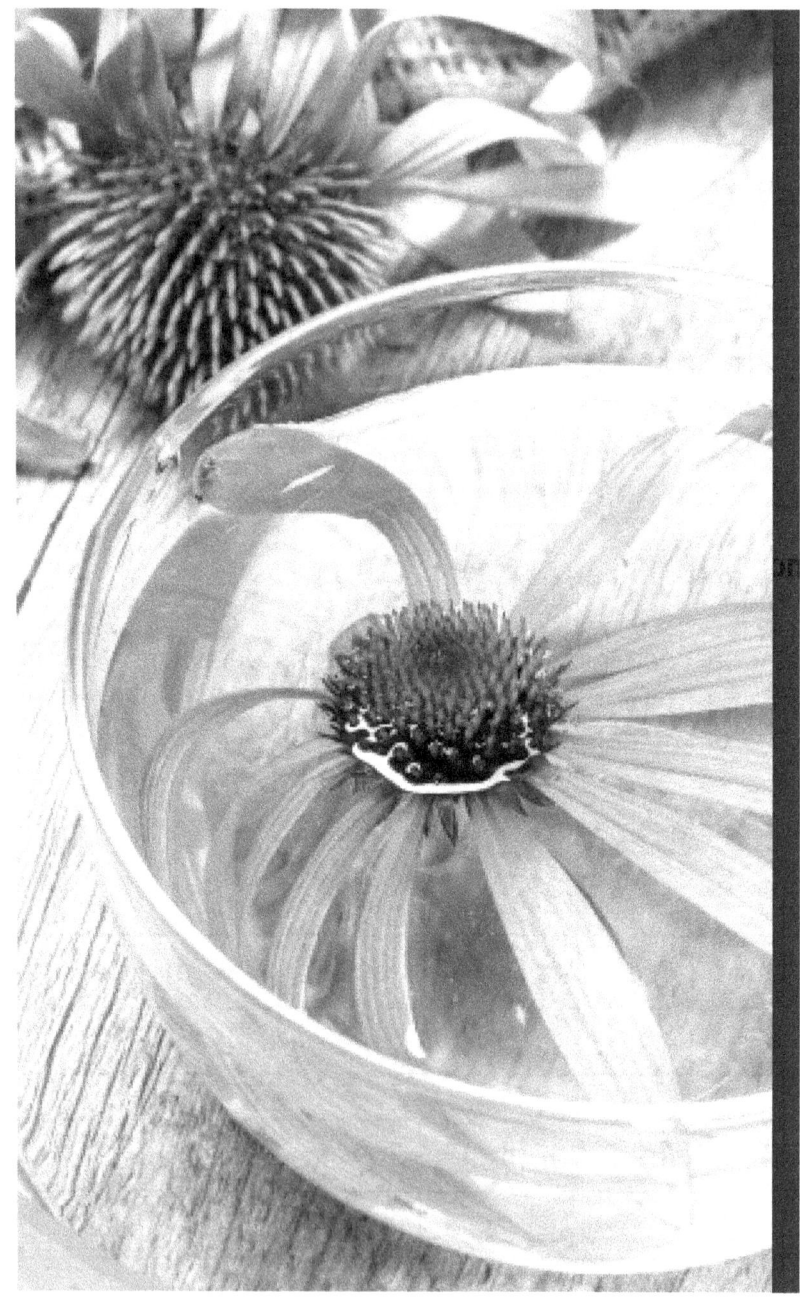

Jugo de kiwi con manzana

ALIMENTOS QUE DEBEMOS CONSUMIR PARA FORTALECER NUESTRO SISTEMA INMUNOLÓGICO

Ingredientes

1 kiwi
1 manzana
1 pera
1 trozo de papaya
1 cuchara de miel

Modo de preparación

Colocar toda la fruta en la licuadora hasta que se integre, endulzar con una cuchara de miel.

Se recomienda consumir en el desayuno.

Kilocaloria	Proteínas (g)	Grasas (g)	HdC(g)	Ca (mg)
239,91	1,92	0,91	58	65,8

P (mg)	Fe (mg)	K (mg)	Zn (mg)	A (mcg)	C (mg)
40,4	2,41	495,4	0,2	63,05	133,1

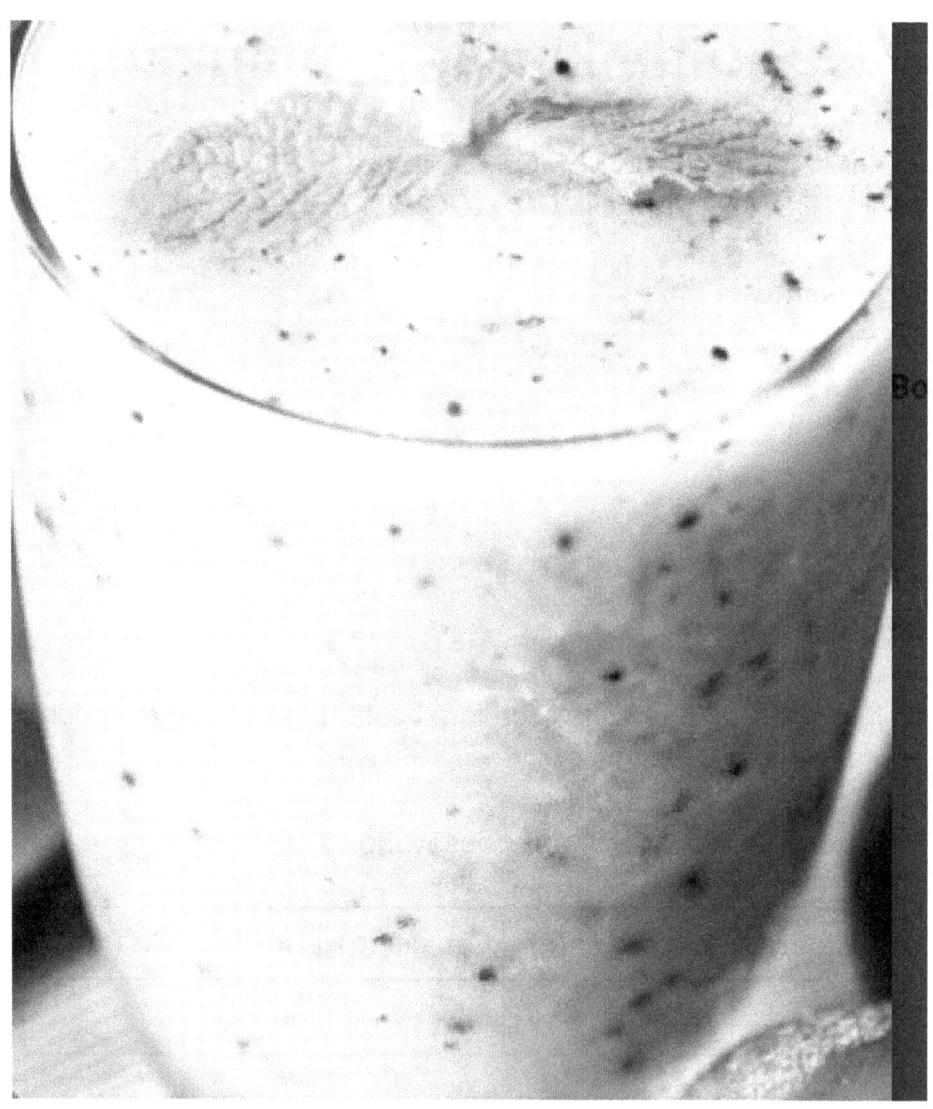

Jugo de apio con manzana y pera

ALIMENTOS QUE DEBEMOS CONSUMIR PARA FORTALECER NUESTRO SISTEMA INMUNOLÓGICO

Ingredientes

2 tallos de apio
1 manzana
1 pera

Modo de preparación

Licuar los dos tallos de apio con la manzana y la pera, endulzar con una cuchara de miel y se obtendrá un zumo fresco y agradable. Servir y tomar de inmediato.

Kilocaloria	Proteínas (g)	Grasas (g)	HdC (g)	Ca (mg)
140,88	2,30	0,39	32,04	103,00

P (mg)	Fe (mg)	K (mg)	Zn (mg)	A (mcg)	C (mg)
55,60	4,50	294,40	0,28	239,00	24,20

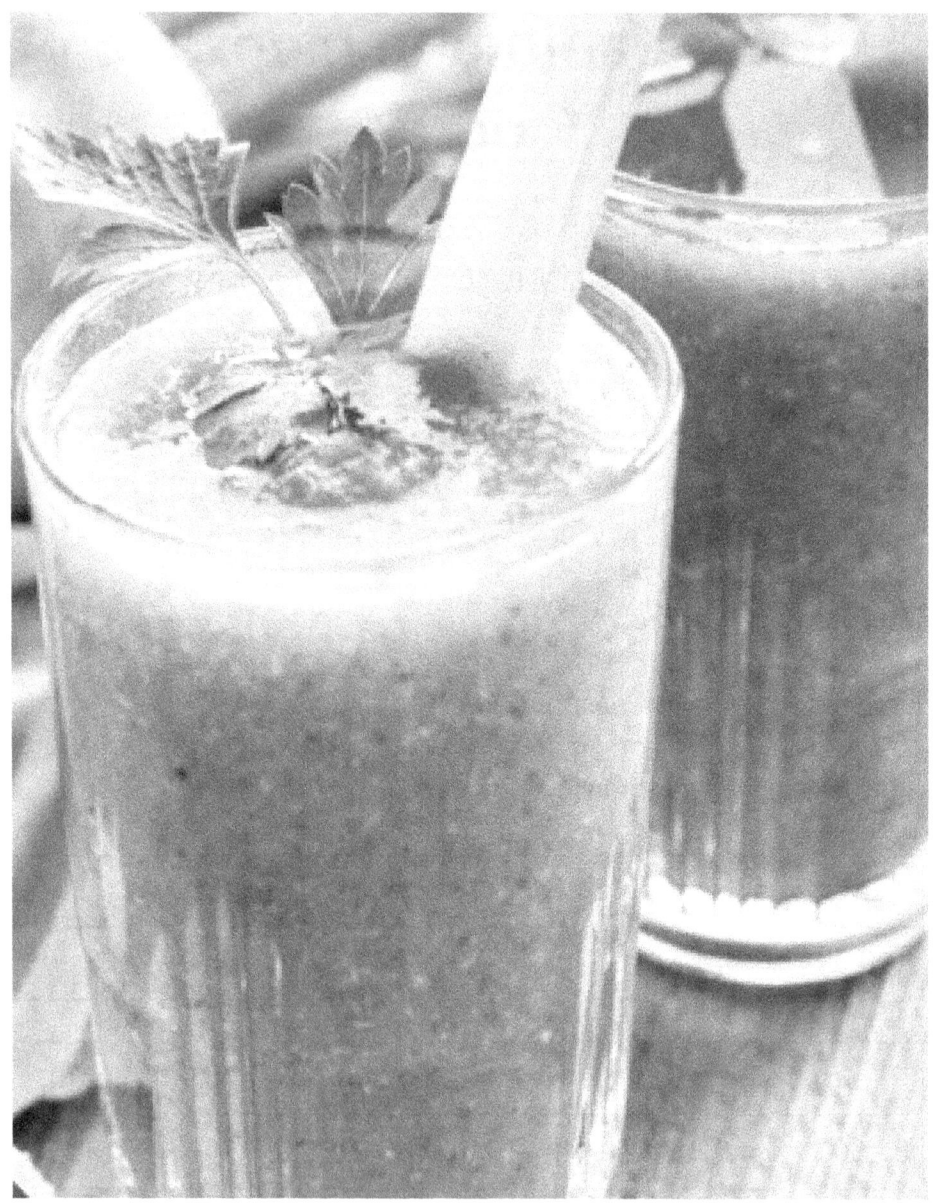

JUGO DE PIÑA, PAPAYA Y MANGO

ALIMENTOS QUE DEBEMOS CONSUMIR PARA FORTALECER NUESTRO SISTEMA INMUNOLÓGICO

Ingredientes

1 trozo de piña
1 trozo de papaya
1/4 plátano
1 tajada de mango
1/2 naranja
Hierbabuena

Modo de preparación

Cortar la piña, la papaya y el mango en trozos pequeños. Exprimir el jugo de la naranja y añadir a la licuadora. Agregar el plátano y la hierbabuena. Se recomienda tomar por la mañana.

Kilocaloria	Proteínas (g)	Grasas (g)	HdC(g)	Ca (mg)
300,48	1,41	0,48	31,81	42,60

P (mg)	Fe (mg)	K (mg)	Zn (mg)	A (mcg)	C (mg)
49,70	1,45	342,50	0,30	74,90	73,50

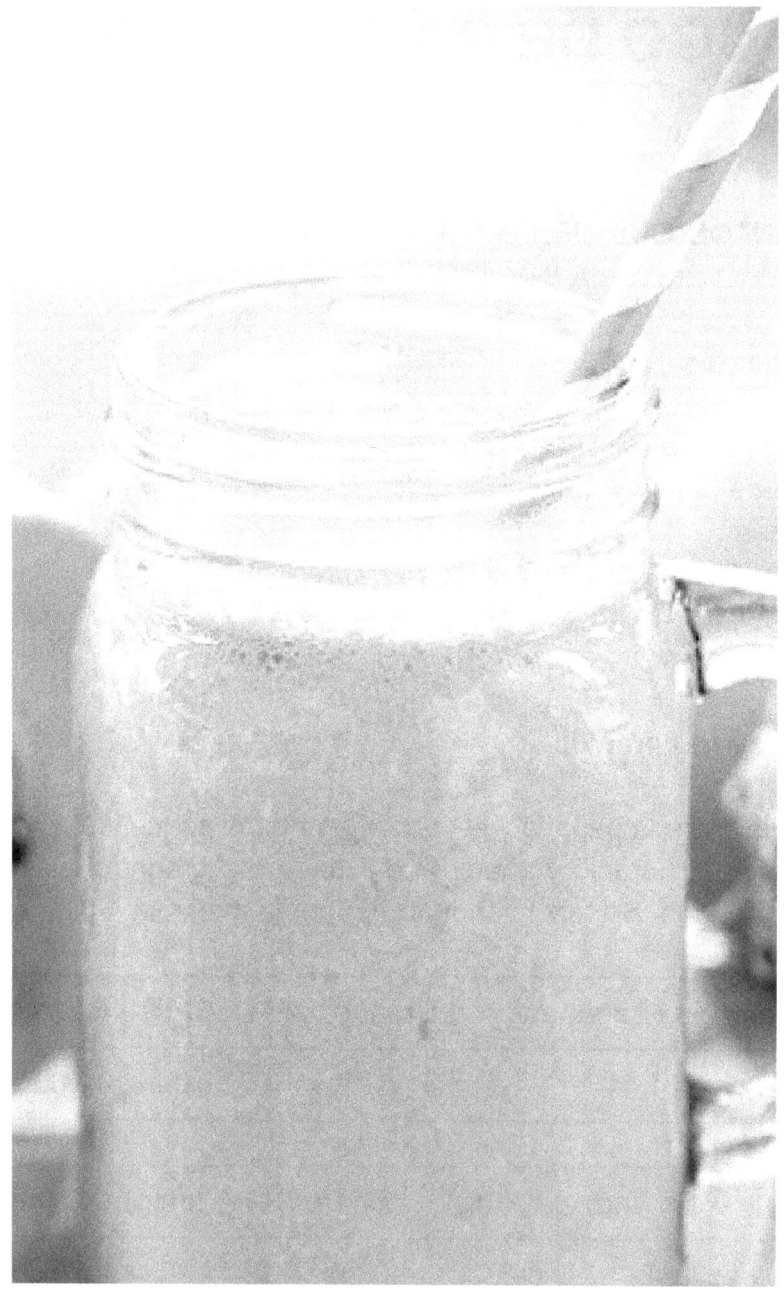

Jugo de frutilla, naranja y sandía

ALIMENTOS QUE DEBEMOS CONSUMIR PARA FORTALECER NUESTRO SISTEMA INMUNOLÓGICO

Ingredientes

3 frutillas
1 naranja
1 trozo de sandía
1 cuchara de miel

Modo de preparación

Exprimir la naranja. Poner en la licuadora las frutillas, el trozo de sandía sin pepa y el zumo de la naranja, licuar todo y endulzar con miel. Se recomienda tomar después del almuerzo.

Kilocaloria	Proteínas(g)	Grasas (g)	HdC(g)	Ca (mg)
138,32	1,54	0,50	31,91	57,00

P(mg)	Fe (mg)	K (mg)	Zn (mg)	A (mcg)	C (mg)
55,90	7,77	351,00	0,28	29,00	102,20

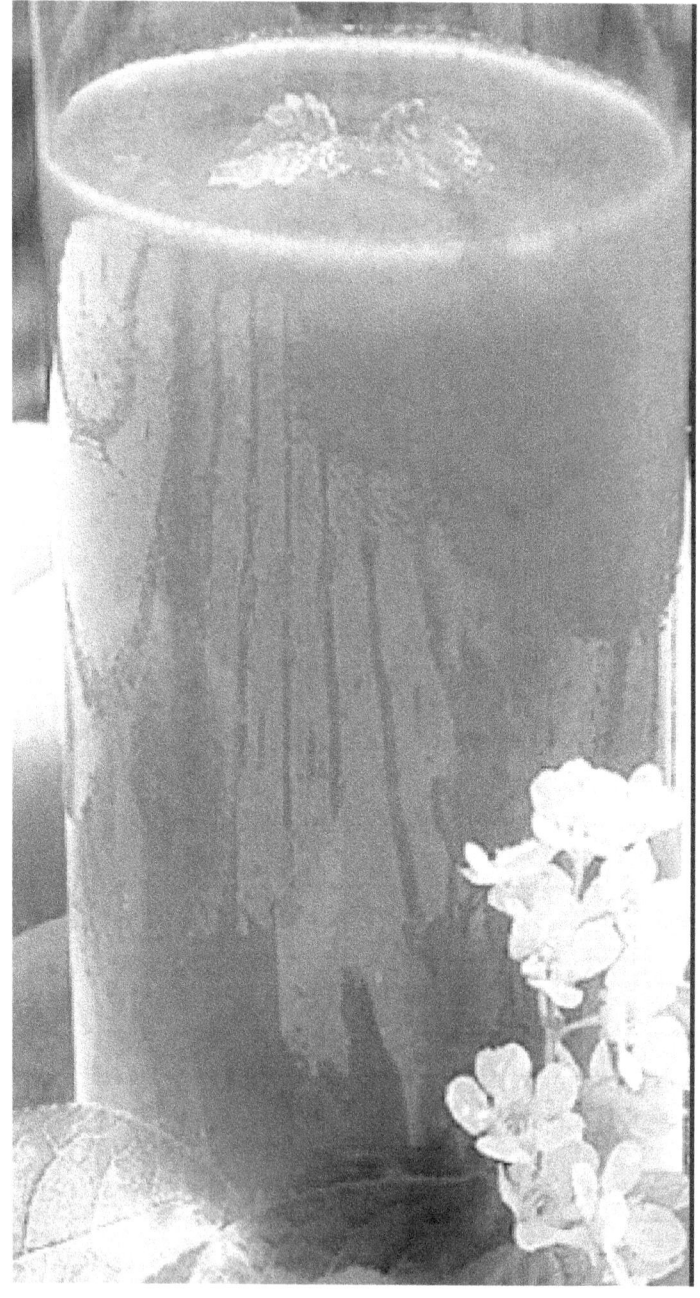

ZUMO DE ZAPALLO Y ZANAHORIA

ALIMENTOS QUE DEBEMOS CONSUMIR PARA FORTALECER NUESTRO SISTEMA INMUNOLÓGICO

Ingredientes

1 tajada de zapallo
1 zanahoria grande
1 vaso de agua

Modo de preparación

Lavar y trozar las zanahorias y el zapallo. Colocarlas por separado en el extractor y procesar con agua.

Mezclar con una cuchara y tomar inmediatamente. Se recomienda beber después del almuerzo.

Kilocaloria	Proteínas (g)	Grasas (g)	HdC(g)	Ca (mg)
123,00	3,05	1,86	23,52	91,50

P (mg)	Fe (mg)	K (mg)	Zn (mg)	A (mcg)	C (mg)
97,50	2,10	1332,00	0,75	1450,50	22,50

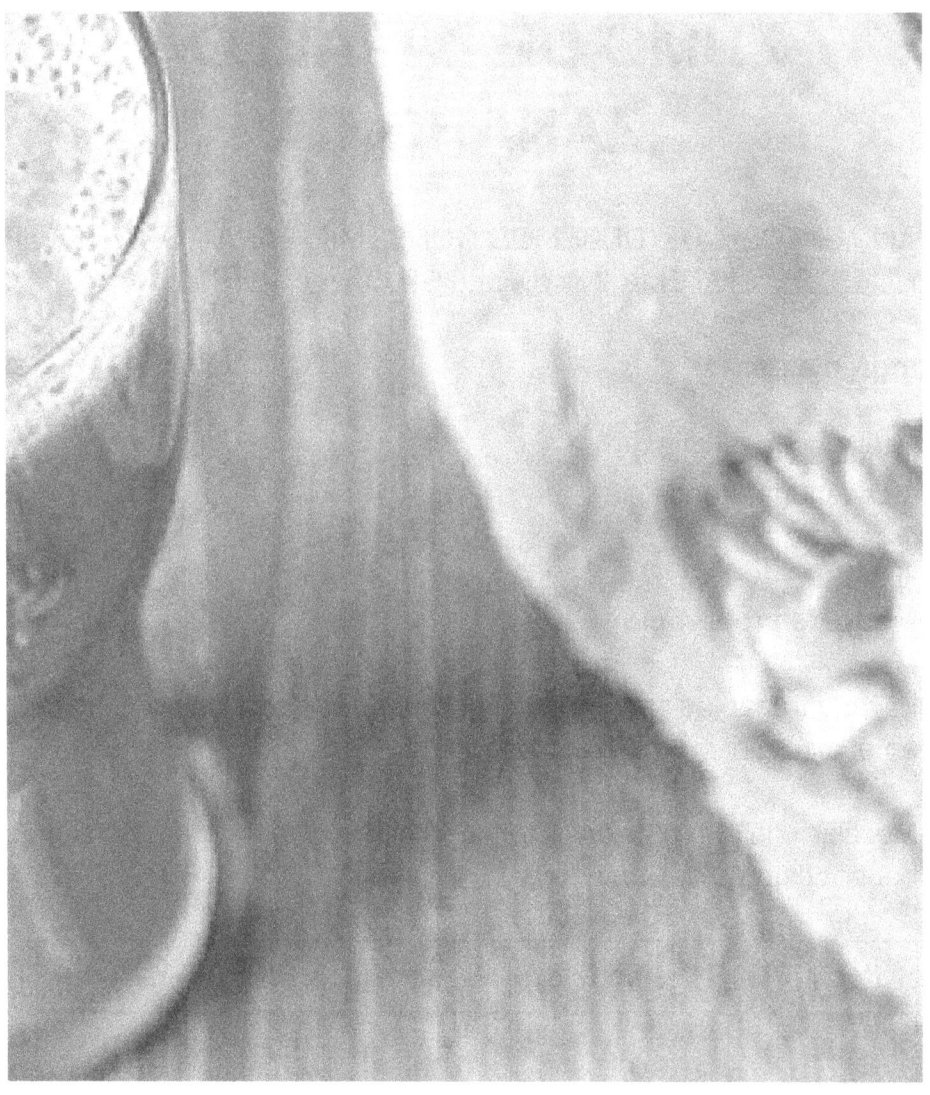

ZUMO DE UVAS VERDES Y PASAS

ALIMENTOS QUE DEBEMOS CONSUMIR PARA FORTALECER NUESTRO SISTEMA INMUNOLÓGICO

Ingredientes

8 uvas verdes grandes
2 cucharas de pasas
1 vaso de agua

Modo de preparación

Extraer las semillas de las frutas y lavar bien. Colocar en la licuadora todo y añadir un vaso de agua. Licuar unos minutos y tomar inmediatamente.

Kilocaloria	Proteínas (g)	Grasas (g)	HdC(g)	Ca (mg)
122,95	1,15	0,44	28,60	29,20

P (mg)	Fe (mg)	K (mg)	K (mg)	A (mcg)	C (mg)
27,60	1,40	372,00	0,10	0,00	6,60

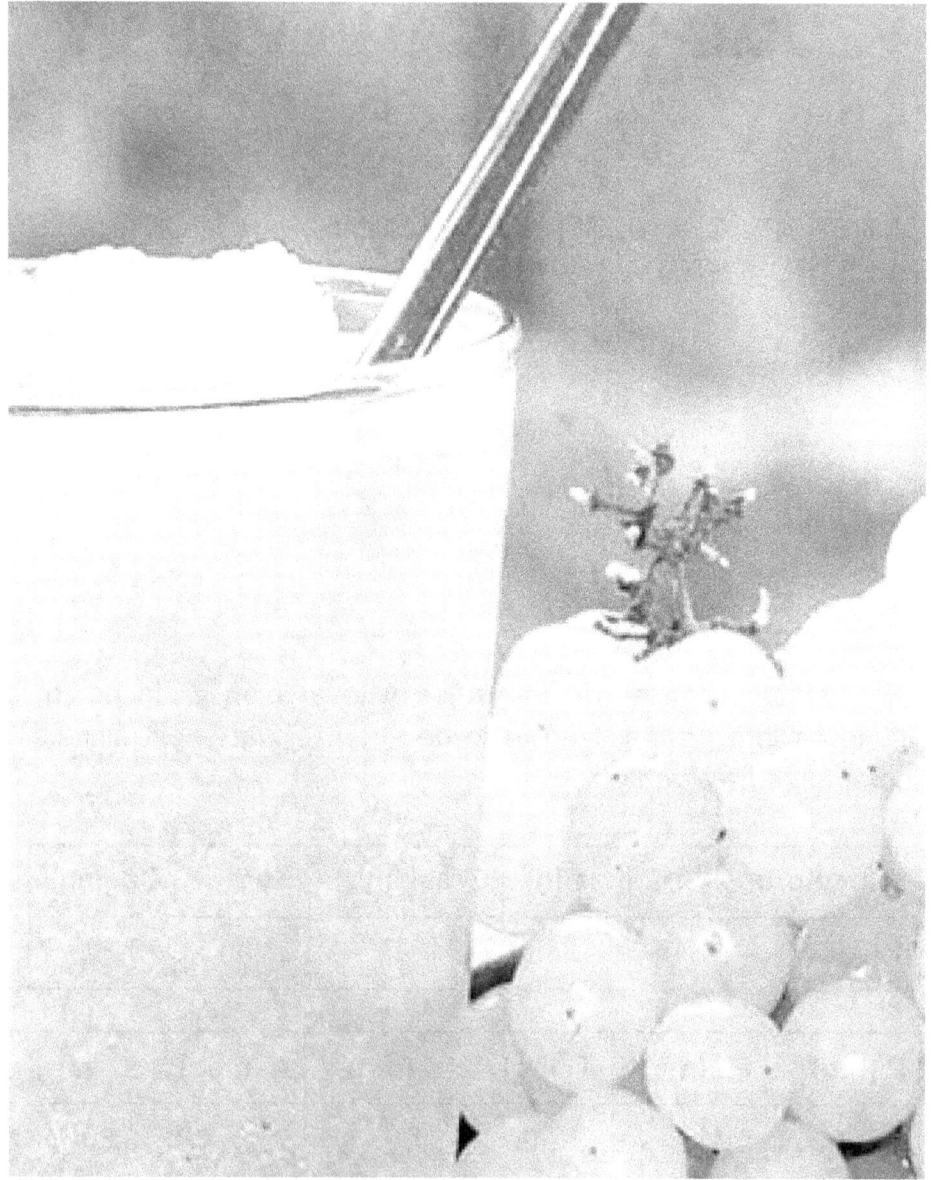

ZUMO DE NARANJA, POMELO Y FRUTILLA, PIÑA y MIEL

ALIMENTOS QUE DEBEMOS CONSUMIR PARA FORTALECER NUESTRO SISTEMA INMUNOLÓGICO

Ingredientes

1 naranja
1/4 pomelo
3 unidades de frutilla
1 rodaja de piña
1 cuchara de miel

Modo de preparación

Lavar la fruta, pelar y quitar las semillas. Cortar en trozos los ingredientes, licuar y endulzar con miel. Se recomienda tomar por la mañana

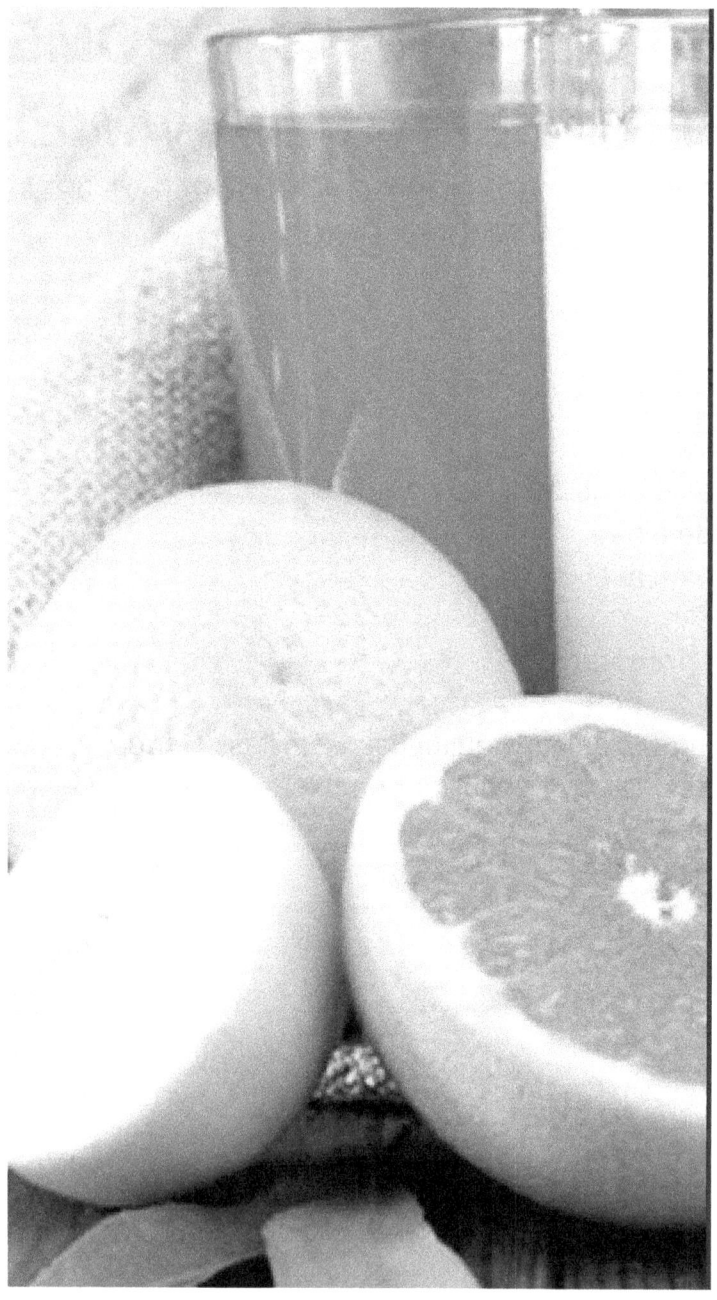

ZUMO DE AJO, JENGIBRE, PEREJIL, manzana y zanahoria

ALIMENTOS QUE DEBEMOS CONSUMIR PARA FORTALECER NUESTRO SISTEMA INMUNOLÓGICO

Ingredientes

2 dientes de ajo
1 rodaja pequeña de jengibre
1 puñado de perejil
1 manzana verde
3 zanahorias

Modo de preparación

Triturar los tres primeros ingredientes y luego añadir la manzana y las zanahorias. Se puede agregar un poco de agua. Beber inmediatamente.

Se recomienda consumir por la mañana.

Precauciones

No se aconseja en pacientes con presión alta.

Kilocaloria	Proteínas (g)	Grasas (g)	HdC(g)	Ca (mg)
272,39	4,82	4,46	53,4	141,8

P (mg)	Fe (mg)	K (mg)	Zn (mg)	A (mcg)	C (mg)
154,5	3,21	1736,3	1,87	2488,2	66,1

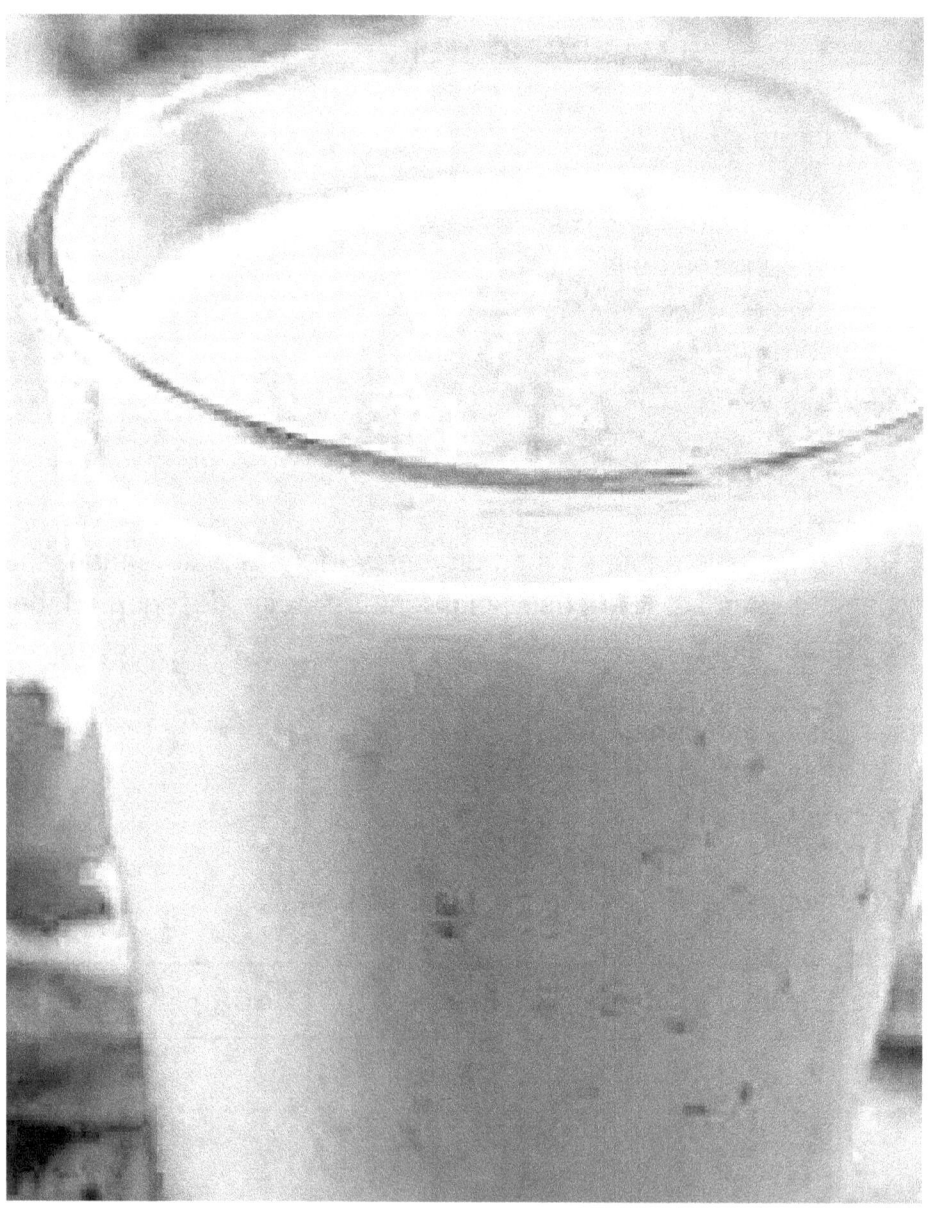

Plantas medicinales utilizadas como desinfectantes Eucalipto

Por tres a cinco minutos hervir hojas de eucalipto en medio litro de agua, esperando que se enfríe lavar las manos con el agua las veces que sea necesario

Para ver para qué sirve el eucalipto puede ver

https://plantasmedicinalesengeneral.blogspot.com/2021/01/eucalipto.html

Fuente Libro Manual de plantas medicinales del Estado Plurinacional de Bolivia

Plantas medicinales utilizadas como desinfectante cebolla

Herbir una a tres cabezas de cebolla en medio litro de agua, una vez fria lavese las manos con el agua las veces que sea necesario

Para ver para que sirve la cebolla puede ver

https://plantasmedicinalesengeneral.blogspot.com/2021/03/cebolla.html

Fuente: Manual de plantas medicinales del Estado Plurinacional de Bolivia

Plantas medicinales utilizadas como desinfectante Ajo

Herbir de tres a cinco cabezas de ajo en medio litro de agua de tres a cinco minutos, una vez fria lavar las manos las veces que sea necesario aldia. También se puede machacar las cabezas de ajo y aplicar directamente a las manos

Para ver para que sirve el ajo puede ver

https://plantasmedicinalesengeneral.blogspot.com/2020/04/ajo.html

Fuente: manual de plantas medicinales de Bolivia

Plantas medicinales utilizadas como desinfectante Laurel

Herbir de tres a cinco minutos hojas de laurel en medio litro de agua. Una vez fria, lavas las manos las veces que sean necesarias al día

Para ver para que sirve esta planta puede ver

https://plantasmedicinalesengeneral.blogspot.com/2020/03/laurel.html

Vitamina A

La vitamina A ayuda a la formación y al mantenimiento de dientes, tejidos blandos y óseos, membranas mucosas y piel sanos. Se conoce también como retinol, ya que produce los pigmentos en la retina del ojo.

Esta vitamina favorece la buena visión, especialmente ante la luz tenue. También juega un papel para tener un embarazo y una lactancia saludables.

Para saber más puede leer

https://es.wikipedia.org/wiki/Vitamina_A

Vitamina B o Complejo B

Conocida también como el complejo B por la cantidad de variantes que tiene.

Están relacionadas con el metabolismo celular

Son hidrosolubles, por lo que se pueden perder en el agua de cocción y, en caso de tomarse en exceso, se eliminan por la orina (hasta cierto límite)

El Complejo B tiene como beneficios el incremento de energía, efecto analgésico ante los dolores neuropáticos y contribuye a la prevención de la anemia perniciosa, debido a que ayuda a la formación de glóbulos rojos en el organismo

Productos con complejo B son de utilidad para cubrir requerimientos de condiciones físicas que incrementan la demanda de vitamina, como es el caso de la diabetes mellitus en adultos mayores, y alcohólicos crónicos, así como también deficiencias por actividad física intensa.

Las siguientes son las vitaminas del grupo B:

- Vitamina B1 (tiamina)
- Vitamina B2 (riboflavina)
- Vitamina B3 (niacina)
- Vitamina B5 (ácido pantoténico)
- Vitamina B6 (piridoxina)
- Vitamina B7 (biotina), conocida también como vitamina H
- Vitamina B9 (ácido fólico)
- Vitamina B12 (cobalamina)

Las siguientes sustancias, se han incluido también dentro del grupo B, aunque en realidad no son vitaminas (algunas de ellas se consideraron vitaminas en el pasado):

- Vitamina B8 (inositol), es un compuesto orgánico de la familia de los polioles o polialcoholes presente en las membranas plasmáticas y en otras estructuras de productos naturales. Es relativamente escaso, pero tiene una gran importancia funcional cuando se asocia a otras estructuras.
- Vitamina B10, (ácido 4-aminobenzoico) es un compuesto orgánico esencial para el metabolismo de algunas bacterias.
- Vitamina B11, (carnitina) es una amina cuaternaria sintetizada en el hígado, los riñones y el cerebro y es responsable del transporte de ácidos grasos al interior de las mitocondrias, orgánulos celulares encargados de la producción de energía.
- Vitamina B13 (ácido orótico), es un compuesto heterocíclico ácido, elaborado por la flora intestinal.

- Vitamina B14, una mezcla de vitaminas B-10 y B-11
- Vitamina B15 (ácido pangámico)
- Vitamina B16 o dimetilglicina.
- Vitamina B-17 (amigdalina)
- Vitamina B-22, comúnmente llevada como un ingrediente del Aloe vera
- Vitamina B-c, otro nombre para la vitamina B-9 (ácido fólico)
- Vitamina B-h (inositol) Vitamina B-t (L-carnitina)
- Vitamina Bx (ácido 4-aminobenzoico) o vitamina B10 bacteriana, también llamada PABA (por las siglas en inglés de Para-Amino-Benzoic Acid, 'ácido para-aminobenzoico')

Fuente: https://es.wikipedia.org/wiki/Vitaminas_del_grupo_B

Vitamina B1

Conocida como Tiamina (Vitamina de la moral), es una vitamina hidrosoluble, insoluble en alcohol, que forma parte del complejo B Su absorción ocurre en el intestino delgado (yeyuno, íleon) como tiamina libre y como difosfato de tiamina (TDP), la cual es favorecida por la presencia de vitamina C y ácido fólico, pero inhibida por la presencia de etanol (alcohol etílico). Es necesaria en la dieta diaria de la mayor parte de los vertebrados y de algunos microorganismos. Su carencia en el organismo humano provoca enfermedades como el beriberi y el síndrome de Korsakoff.

Fuentes

La vitamina B1 o tiamina se encuentra de forma natural en: levaduras, legumbres, cereales integrales, avena, trigo, maíz, frutos secos, huevos, vísceras (hígado, corazón, riñón), carnes de cerdo, carnes de vacuno, patatas, arroz enriquecido, arroz completo, semillas de sésamo, harina blanca enriquecida y yerba mate. La leche y sus derivados, así como los pescados, mariscos, no son considerados buena fuente de esta vitamina.

Inhibidores

Los principales inhibidores de la vitamina B1 o tiamina son:

- **Piritiamina**

La piritiamina es un análogo de la tiamina. La piritiamina tiene como anillo central un piridino en lugar del anillo tiazol de la Tiamina Pirofosfato TPP.7 La piritiamina es un antibiótico de la familia de los RiboInterruptores (Riboswitches) que inhibe crecimiento en hongos y bacterias. Este análogo genera síntomas de parálisis y se ha demostrado que desplaza la tiamina de preparaciones con nervios9

- **Tetrodotoxina**

La tetrodotoxina (TTX) es una neurotoxina, bloquea la conducción nerviosa inhibiendo la absorción de Sodio y también promueve la liberación de tiamina por las membranas neuronales

- **Tiaminasa**

Es una antivitamina que rompe el enlace que une los dos anillos (tiazol-pirimidina) de la tiamina de tal modo que se vuelve no funcional. La tiaminasa está principalmente en alimentos crudos, como en el pescado de agua dulce, entre otros, al igual que en otros alimentos como el té y el café. Las bacterias de la flora intestinal también la sintetizan.

- **Bebidas alcohólicas**

El etanol es otro gran inhibidor, gracias a que también tiende a competir con la vitamina, evitando su absorción

Para qué sirve

- Repelente de mosquitos (La base que fundamenta el uso de tiamina como repelente de mosquitos es que esta vitamina puede alterar las características organolépticas y conferir un olor desagradable al sudor, repeliendo a los mosquitos hembra)
- Favorece la transformación de los carbohidratos en energía

Qué sucede si no se consume

Su carencia en el organismo humano provoca enfermedades como el beriberi y el síndrome de Korsakoff.

Fuente: https://es.wikipedia.org/wiki/Vitamina_B1

Vitamina B2

La vitamina B2 forma parte del llamado complejo B, esta es también llamada riboflavina

La vitamina B2 es una vitamina hidrosoluble de color amarillo

La vitamina B2 es un micronutriente con un rol clave en el mantenimiento de la salud de los animales.

Tiene un papel importante en el metabolismo energético y se requiere en el metabolismo de lípidos, carbohidratos, proteínas y aminoácidos. Se encuentra en abundancia en alimentos como leche, vegetales verdes, arroz, etc.

Esta vitamina es sensible a la luz solar y a ciertos tratamientos como la pasteurización, proceso que hace perder el 20 % de su contenido. Por ejemplo, la exposición a la luz solar de un vaso de leche durante dos horas hace perder el 50 % del contenido de vitamina B2. Algunas fuentes de vitamina B2 son: leche, queso, vegetales de hoja verde, hígado y legumbres.

Funciones

La vitamina B2 es necesaria para la integridad de la piel, las mucosas y de forma especial para la córnea, por su actividad oxigenadora, siendo imprescindible para la buena visión. Su requerimiento se incrementa en función de las calorías consumidas en la dieta: a mayor consumo calórico, mayor es la necesidad de vitamina B2. Esta vitamina es extremadamente importante para la producción de energía en el organismo. Otra de sus funciones consiste en desintoxicar el organismo de sustancias nocivas, además de participar en el metabolismo de otras vitaminas. Como se ha mencionado, sus fuentes naturales son las carnes y lácteos, cereales, levaduras y vegetales verdes.

Otras Funciones

La vitamina B2 es necesaria para la integridad de la piel, las mucosas y de forma especial para la córnea, por su actividad oxigenadora, siendo imprescindible para la buena visión. Su requerimiento se incrementa en función de las calorías consumidas en la dieta: a mayor consumo calórico, mayor es la necesidad de vitamina B2. Esta vitamina es extremadamente importante para la producción de energía en el organismo. Otra de sus funciones consiste en desintoxicar el organismo de sustancias nocivas, además de participar en el metabolismo de otras vitaminas. Como se ha mencionado, sus fuentes naturales son las carnes y lácteos, cereales, levaduras y vegetales verdes.

Toxicidad

El consumo de riboflavina por vía oral no resulta tóxica, además su baja solubilidad limita la absorción a nivel intestinal, por lo que no es posible absorber cantidades peligrosas. Incluso la administración de B2 en dosis inyectadas, no es perjudicial, ya que el exceso se excreta en la orina, coloreando la misma con un tono amarillo brillante.

Fuente alimenticias

La vitamina B2 se encuentra en alimentos para bebés, cereales integrales, pastas, quesos procesados, jugos de frutas y productos lácteos enriquecidos con la vitamina, además de ser ampliamente usada en suplementos vitamínicos. Grandes cantidades de riboflavina son a menudo incluidas en multivitamínicos, en donde las dosis suelen exceder los requerimientos de un adulto, sin embargo el exceso, como se ha comentado, se excreta en la orina, que se torna más amarilla tan solo unas pocas horas después a su ingestión.

Deficiencia en riboflavina o la falta de vitamina B2 en el organismo

La riboflavina se excreta de forma continua en la orina, por lo que su deficiencia es relativamente común cuando su ingesta en la dieta es insuficiente e innecesaria. Sin embargo, el déficit de riboflavina suele acompañarse con la carencia de otras vitaminas. Existen dos causas de la deficiencia de riboflavina, la primaria, por un aporte inadecuado en la dieta y la secundaria, por mala absorción de la vitamina en el intestino o por un incremento en la excreción de la vitamina. Su carencia genera trastornos oculares, bucales y cutáneos, cicatrización lenta y fatiga. Otras condiciones que inducen la carencia de riboflavina son las dietas no equilibradas, el alcoholismo crónico, la diabetes, el hipertiroidismo, exceso de actividad física, estados febriles prolongados, lactancia artificial, estrés, calor intenso y el uso de algunas drogas.

En humanos, los signos y síntomas observados en la deficiencia de riboflavina (ariboflavinosis) incluyen labios agrietados y rojos, inflamación de la lengua, agrietamiento en los ángulos de la boca llamado queilitis angular, úlceras en la boca y garganta adolorida. La deficiencia también puede causar piel seca, fluidos en las membranas mucosas y anemia por deficiencia de hierro. A nivel de los ojos, puede sentirse sensación de quemazón y prurito ocular, así como fotosensibilidad.

La deficiencia de riboflavina está clásicamente asociada con el síndrome oral-ocular-genital, queilitis angular, fotofobia y dermatitis seborreica, que son signos característicos.

En animales, la deficiencia de riboflavina ocasiona la detención del crecimiento, fallos en el desarrollo y eventualmente la muerte.

La deficiencia experimental de riboflavina en perros afecta igualmente el crecimiento, ocasiona debilidad, ataxia e incapacidad para levantarse. El animal puede colapsar, llegar a un estado comatoso y morir. En los cuadros de deficiencia, se desarrollan dermatitis y pérdida de cabello. Otros signos incluyen opacidad corneal, cataratas lenticulares, hemorragias adrenales, degeneración de la grasa del hígado y riñón, e inflamación de la mucosa del tracto gastrointestinal.

Estudios post mortem en monos Reshus alimentados con una dieta deficiente en riboflavina, reveló que cerca de un tercio de la cantidad normal de riboflavina estaba presente en el hígado, lo cual indica el sitio de almacenamiento de la vitamina en mamíferos. Estos signos clínicos de deficiencia de riboflavina son raramente observados en países desarrollados. Sin embargo, cerca de 28 millones de americanos presentan una etapa subclínica común, caracterizada por un cambio en los índices bioquímicos (Ej. niveles reducidos en plasma de la glutatión reductasa del eritrocito). Aunque los efectos a largo plazo de la deficiencia subclínica de riboflavina son desconocidos, en niños esta deficiencia resulta en la reducción del crecimiento, labios resecos, y conjuntivitis. La deficiencia subclínica de riboflavina ha sido observada en mujeres que ingieren contraceptivos orales, en el envejecimiento, en personas con desórdenes alimenticios y en enfermedades como HIV, enfermedad inflamatoria intestinal, diabetes y enfermedades crónicas del corazón. El hecho que la deficiencia de riboflavina no conduzca directamente a manifestaciones clínicas indica que los niveles sistémicos de esta vitamina son altamente regulados.

Para qué sirve

- Ayuda con la producción de glóbulos rojos
- Ayuda con el crecimiento

Fuente: https://es.wikipedia.org/wiki/Vitamina_B2

Libro Plantas medicinales tomo VI

Lanzamos el tomo VI de nuestro libro sobre plantas medicinales que están disponibles mediante el siguiente enlace

- Edición Kindle **https://amzn.to/40jcsOl**
- Capa blanda **https://amzn.to/3Dx0x6c**
- Capa dura **https://amzn.to/3HU5g4E**

La colección de libros puede ser encontrada mediante el siguiente enlace y Código QR

https://amzn.to/3qynFKR

Vitamina B3

Llamado también niacina, ácido nicotínico o vitamina PP, es una vitamina hidrosoluble y que forma parte del complejo B

Es absorbida por difusión pasiva, no se almacena y los excedentes se eliminan en la orina.

Dentro de las funciones de la niacina se incluyen la eliminación de sustancias químicas tóxicas del cuerpo y la participación en la producción de hormonas esteroideas sintetizadas por la glándula suprarrenal, como son las hormonas sexuales y las hormonas relacionadas con el estrés.

La pelagra es la consecuencia de una carencia de vitamina PP

La niacina participa en la síntesis de algunas hormonas y es fundamental para el crecimiento, además de funciones biológicas como mantener el buen estado del sistema nervioso, producir neurotransmisores, mejorar el sistema circulatorio relajando los vasos sanguíneos, mantener una piel sana, estabilizar la glucosa en la sangre y restaurar el ADN.

La nicotinamida y el ácido nicotínico se encuentran abundantemente en la naturaleza. Hay una predominancia de ácido nicotínico en las plantas, mientras que en los animales predomina la nicotinamida. Se encuentra principalmente en la levadura, el hígado, las aves, las carnes sin grasa, los frutos secos y las legumbres. También se le encuentra en la lúcuma, también llamada mamey o zapote. El triptófano, precursor de la niacina, se encuentra abundantemente en la carne, la leche y los huevos.

Requerimientos

La ingesta diaria recomendada de niacina es de 2 a 12 mg/día para niños, 14 mg/día para mujeres adultas, 16 mg/día para hombres adultos y 18 mg/día para mujeres embarazadas o lactantes. La deficiencia severa de niacina en la dieta causa la enfermedad de la pelagra, mientras que la deficiencia moderada disminuye el metabolismo, causando una disminución en la tolerancia al frío. Dietas deficientes en niacina tienden a ocurrir sólo en áreas donde las personas ingieren maíz como alimento principal (el maíz es un grano bajo en niacina),

Toxicidad

Las personas que ingieren dosis farmacológicas de niacina de entre 1.5 y 6 g/día, experimentan ciertos efectos secundarios que pueden incluir:

- Manifestaciones dermatológicas
- Enrojecimiento facial
- Piel seca
- Piel con erupciones que incluyen acantosis nigricans
- Manifestaciones gastrointestinales
- Dispepsia (indigestión)
- Manifestaciones oculares
- Edema macular quístico
- Toxicidad en hígado
- Fallo hepático fulminante
- Hiperglicemia
- Arritmias cardíacas
- Defectos de nacimiento

El enrojecimiento facial es el efecto secundario más comúnmente informado. Dura aproximadamente 15-30 minutos y algunas veces es acompañado por una sensación de prurito o picazón. Este efecto es mediado por prostaglandinas y puede ser bloqueado con la ingestión de 300 mg de aspirina una hora antes de ingerir la niacina, o con la ingestión de una tableta de ibuprofeno al día. Consumir la niacina con las comidas ayuda a reducir este efecto secundario. Después de una o dos semanas a dosis estables, la mayoría de los pacientes no muestran enrojecimiento. La liberación lenta o sostenida de las formas de niacina tiende a disminuir estos efectos secundarios.

Un estudio mostró que la incidencia de enrojecimiento facial fue 4.5 veces más bajo (1.9 a 8.6 episodios en el primer mes) con una formulación de liberación sostenida de la niacina.9Dosis por encima de 2 g/día han sido asociadas con daño al hígado, particularmente con formulaciones de liberación lenta.10

Altas dosis de niacina pueden también elevar la glicemia en sangre (hiperglicemia) y por ende empeorar la diabetes mellitus. La hiperuricemia es otro efecto secundario por la ingestión de altas dosis de niacina, por esto la niacina puede empeorar la gota.

Las dosis de niacina usadas para disminuir el colesterol han sido asociadas con defectos en el nacimiento en animales de laboratorio, por lo que no se recomienda su consumo en mujeres embarazadas.

El consumo de niacina en dosis excesivamente altas puede ocasionar reacciones tóxicas agudas peligrosas para la vida. Se han reportado casos como el de un paciente que sufrió vómitos, posterior a la ingesta de 11 tabletas de niacina (500 mg) en 36 horas, sin embargo otro paciente no presentó sensibilidad por algunos minutos después de ingerir 5 tabletas de 500 mg de niacina en dos días.1112 Dosis extremadamente altas de niacina también pueden causar maculopatía por niacina, un engrosamiento de la mácula y retina del ojo, lo cual conduce a visión borrosa y ceguera.

Debido a las reacciones adversas, se prefiere utilizar otros fármacos más fáciles de manejar y mejor tolerados por el paciente (en hipertrigliceridemias, gemfibrozil; en hipercolesterolemias, estatinas). Su asociación con estatinas o resinas potencia su acción hipocolesteromiante en pacientes con hipercolesterolemia familiar.

Fuentes alimentarias de niacina

La nicotinamida y el ácido nicotínico se encuentran abundantemente en la naturaleza. Hay una predominancia de ácido nicotínico en las plantas, mientras que en los animales predomina la nicotinamida.

Frutas, vegetales y hongos Vegetales de hojas verdes. Brócoli. Tomates. Patatas dulces. Espárragos. Setas. Plátano. Propóleo. Palmitos. Semillas Almendras Granos o productos integrales. Legumbres. Frijol. Arroz.

Para qué sirve

- Elimina sustancias químicas tóxicas del cuerpo
- Participa en la producción de hormonas esteroideas sintetizadas por la glándula suprarrenal, como son las hormonas sexuales y las hormonas relacionadas con el estrés.
- Participa en la síntesis de algunas hormonas
- Fundamental para el crecimiento
- Mantiene el buen estado del sistema nervioso
- Produce neurotransmisores
- Mejora el sistema circulatorio relajando los vasos sanguíneos
- Mantene una piel sana
- Estabiliza la glucosa en la sangre
- Restaura el ADN.
- Estimula el correcto funcionamiento del sistema digestivo

Qué sucede si no se consume

- Evita la pelagra que es una enfermedad producida por deficiencia dietética debido a la ingesta o absorción inadecuada de la vitamin B3
- La deficiencia moderada disminuye el metabolismo, causando una disminución en la tolerancia al frío

Fuente: https://es.wikipedia.org/wiki/Vitamina_B3

Vitamina B5

Conocido también como Ácido Pantoténico o vitamina W es una vitamina hidrosoluble necesaria para la vida (nutriente esencial).

El ácido pantoténico es necesario para formar la coenzima A (CoA) y se considera crítico en el metabolismo y síntesis de carbohidratos, proteínas y grasas.

Su nombre deriva del griego pantothen, que significa "de todas partes", pues hay pequeñas cantidades de ácido pantoténico en casi todos los alimentos y es más abundante en cereales integrales, legumbres, levaduras de cerveza, jalea real, huevos y carne. Se encuentra comúnmente en su forma alcohol, la provitamina pantenol, y como pantotenato de calcio.

Fuentes

Se pueden encontrar pequeñas cantidades de ácido pantoténico en la mayoría de los alimentos,8 con altas cantidades en granos y huevos. El ácido pantoténico también puede encontrarse en muchos suplementos dietarios (como el pantotenato de calcio). Un estudio reciente también sugiere que las bacterias intestinales en humanos pueden generar ácido pantoténico

Grupo	Edad	Necesidades (mg/día)
Lactantes	0 - 6 meses	1.7

Bebés	7 - 12 meses	2
Niños	4 - 8 años	3
Niños	9 - 13.5 años	4
Adolescentes	14 - 18 años	5
Adultos	19 y más	5
Embarazadas		6
Mujeres Lactantes		7

Para qué sirve

- Se encarga de descomponer las grasas, carbohidratos y proteínas

Deficiencia o que sucede sino se consume

Los síntomas de la deficiencia son similares a otras deficiencias de vitaminas del grupo B. De mayor a menor incluyen fatiga, alergias, náusea y dolor abdominal. En raras condiciones más serias (pero reversibles) se ha visto insuficiencia adrenal y encefalopatía hepática. Se han descrito sensaciones dolorosas tipo quemantes en los pies de pacientes voluntarios. La deficiencia de ácido pantoténico puede explicar sensaciones similares reportadas en prisioneros malnutridos de la guerra.

Para saber más puede ver

https://es.wikipedia.org/wiki/Vitamina_B5

Vitamina B6

Llamado también Piridoxina es una vitamina hidrosoluble, lo que implica que se elimine a través de la orina y se repone diariamente con la dieta. Se encuentra en el germen de trigo, carne, huevos, pescado y verduras, legumbres, nueces, alimentos ricos en granos integrales, al igual que en los panes y cereales enriquecidos. Forma parte de las vitaminas del grupo B.

Función

El fosfato de piridoxal, la forma metabólicamente activa de la vitamina B6 que sirve de coenzima para múltiples enzimas, interviene en el metabolismo de neurotransmisores que regulan el estado de ánimo, como la serotonina, pudiendo ayudar, en algunas personas, en casos de depresión, estrés y alteraciones del sueño. Además interviene en la síntesis de dopamina, adrenalina, norepinefrina y GABA (ácido gamma aminobutírico), un neurotransmisor inhibitorio muy importante del cerebro.

Esta vitamina es muy popular entre los deportistas ya que incrementa el rendimiento muscular y la producción de energía. Eso es debido a que cuando hay necesidad de un mayor esfuerzo favorece la liberación de glucógeno que se encuentra almacenado en el hígado y en los músculos. También puede colaborar a perder peso ya que ayuda a que nuestro cuerpo consiga energía a partir de las grasas acumuladas.

Se necesita en mayor cantidad cuando se siguen dietas altas en proteínas.

Es necesaria para que el cuerpo fabrique adecuadamente anticuerpos y eritrocitos (glóbulos rojos).

Es muy importante para una adecuada absorción de la vitamina B12 y del magnesio.

La diabetes gestacional y la lactancia se han relacionado con una deficiencia de vitamina B6 que provocaría un bajo nivel de insulina que dificultaría la entrada de hidratos de carbono en las células. Las personas diabéticas a menudo observan que necesitan menos insulina si toman vitamina B6, por lo que deben vigilar sus niveles de glucosa y adecuar la dosis de insulina.

Alivia las náuseas.

También ayuda en caso de tendencia a espasmos musculares nocturnos, calambres en las piernas y adormecimiento de las extremidades. Puede ayudar a reducir la sequedad de boca ocasionada por la toma de medicamentos y/o drogas (sobre todo por algunos antidepresivos). Interviene en la síntesis de ADN y ARN.

Protege contra la degeneración del ADN en las células y el cáncer.

Mantiene el funcionamiento de las células nerviosas ya que interviene en la formación de mielina.

La vitamina B6 se utiliza para la tensión premenstrual: una dosis diaria de magnesio 10 no debe ser excedida.

La deficiencia casi siempre se manifiesta por anormalidades neurológicas, que incluyen una neuritis periférica, con dolor grave en las extremidades, tanto superiores como inferiores.

Se ha sugerido que en ciertas partes del mundo, particularmente en Tailandia, el bajo consumo de vitamina B6 puede ser responsable de cálculos en la vejiga urinaria. Se sabe que la vitamina B6 aumenta la excreción de oxalatos en la orina y que la carencia de vitamina B6 lleva a un riesgo mayor de formación de cálculos de oxalato en el riñón o en la vejiga.

Para qué sirve

- Es necesaria para que el cuerpo fabrique adecuadamente anticuerpos

- Es necesaria para que el cuerpo fabrique adecuadamente eritrocitos (glóbulos rojos).
- Incrementa el rendimiento muscular
- Incrementa la producción de energía.
- Es muy importante para una adecuada absorción de la vitamina B12
- Es muy importante para una adecuada absorción del magnesio.
- Se utiliza para la tensión premenstrual: una dosis diaria de magnesio 10 no debe ser excedida.
- Favorece la absorción de hierro.
- Influye en el desarrollo cerebral durante el embarazo y la infancia, al igual que el sistema inmunitario.

Qué sucede si no se consume

- La deficiencia casi siempre se manifiesta por anormalidades neurológicas
- Produce neuritis periférica, con dolor grave en las extremidades, tanto superiores como inferiores.
- El bajo consumo de vitamina B6 puede ser responsable de cálculos en la vejiga urinaria
- Existe un síndrome congénito sumamente raro, llamado enfermedad genética sensible a la piridoxina. Hay hiperirritabilidad, convulsiones y anemia en los primeros días de vida. A menos que se trate muy temprano con vitamina B6, el niño desarrolla un serio retardo mental permanente.

Fuente: https://es.wikipedia.org/wiki/Vitamina_B6

Vitamina B7

Llamado también biotina a veces también llamada vitamina H, vitamina B7 y vitamina B8, es una vitamina estable al calor, soluble en agua y alcohol, y susceptible a la oxidación que interviene en el metabolismo de los hidratos de carbono, grasas, aminoácidos y purinas.

La clara de huevo cruda contiene la proteína avidina que impide la absorción de la biotina en el intestino, por lo que se debe consumir perfectamente cocida.

Una cantidad considerable se sintetiza por bacterias intestinales y se absorbe por vía intestinal.

Dónde se encuentra

La biotina se encuentra ampliamente distribuida en los alimentos, principalmente en riñón, hígado, yema de huevo, hongos, algunas verduras (coliflor, patata) y frutas, (plátano, uva, sandía, aguacate y fresas), cacahuete, levadura, leche, almendras, nueces, guisantes secos, pescado, pollo y en la jalea real.

Dosis

Una ingesta segura y adecuada de esta vitamina es de 200-300 µg diarios

Sobredosis

La biotina se encuentra ampliamente distribuida en los alimentos, principalmente en riñón, hígado, yema de huevo, hongos, algunas verduras (coliflor, patata) y frutas, (plátano, uva, sandía, aguacate y fresas), cacahuete, levadura, leche, almendras, nueces, guisantes secos, pescado, pollo y en la jalea real.

Para qué sirve

- Alivia dolores musculares
- Alivia el eczema
- Alivia la dermatitis
- Combate la depresión
- Combate la somnolencia
- Contra la colitis
- Contra la glositis atrófica
- Contra la anemia leve.
- Es esencial para la síntesis y degradación de grasas y la degradación de ciertos aminoácidos.

Qué sucede si no se consume

- Los síntomas provocan el deterioro de las funciones metabólicas descritas, eczema, dermatitis seca y descamativa, palidez, náuseas, vómitos, gran fatiga y depresión. Cuando ocurre la deficiencia puede observarse dermatitis seborreica, conjuntivitis, pérdida de cabello, cejas y pestañas e incluso síntomas neurológicos como depresión, irritabilidad y convulsiones.

Fuente: https://es.wikipedia.org/wiki/Biotina

Vitamina B9

Conocido también como ácido fólico o folacina o ácido pteroilmonoglutámico es una vitamina esencial hidrosoluble del complejo de vitamina B, necesaria para la maduración de proteínas estructurales y hemoglobina (y por esto, transitivamente, de los glóbulos rojos)

Dónde se encuentra

Se encuentra en las vísceras de animales, verduras de hoja verde, legumbres, levadura de cerveza y en frutos secos y granos enteros, como las almendras, así como en alimentos enriquecidos.

Qué sucede si es hervido

El ácido fólico se pierde en los alimentos conservados a temperatura ambiente y durante la cocción.A diferencia de otras vitaminas hidrosolubles, el ácido fólico se almacena en el hígado y no es necesario ingerirlo diariamente.

Dosis diaria recomendada para el folato. 1998.

Hombres   **Mujeres**

20 o más años   19 o más años Embarazo Lactantes

   400 µg   400 µg 600   600µg   500 µg

1 µg de folato en los alimentos = 0.6 µg de ácido fólico de suplementos y alimentos fortificados.

Deficiencia de folato

Algunas investigaciones indican que la exposición a rayos ultravioleta, incluyendo las cámaras de bronceado, puede conducir a deficiencia de ácido fólico. La evolución del color de la piel en humanos es particularmente controlada por la necesidad de tener un color oscuro en la piel para proteger el ácido fólico de los rayos ultravioleta.

La deficiencia de ácido fólico se manifiesta con diarreas, pérdida del apetito, pérdida de peso. Signos adicionales son debilidad, lengua dolorida, dolor de cabeza, taquicardia, irritabilidad y desórdenes de conducta.

Las mujeres con deficiencia de folato que están embarazadas, en su mayoría tienen niños de bajo peso al nacer, prematuros y con defectos del tubo neural. En adultos, la anemia (macrocítica, megaloblástica) es un signo avanzado de deficiencia de folato. En niños, la deficiencia de folato puede retardar el crecimiento.

Embarazo

El ácido fólico es importante en las mujeres embarazadas (edad fértil). La ingesta adecuada de folato durante el periodo preconcepcional, el tiempo justo antes y después de la concepción, ayuda a proteger al bebé contra un número de malformaciones congénitas incluyendo defectos del tubo neural.[24] Los defectos del tubo neural resultan en una malformación de la espina (espina bífida), cráneo y cerebro (anencefalia). El riesgo de los defectos del tubo neural es significativamente reducido cuando el suplemento de ácido fólico es utilizado como consumo adicional a una dieta saludable antes y durante el primer mes seguido de la concepción. La ingestión de 400 µg (microgramos) diarios de ácido fólico sintético de alimentos fortificados o suplementos ha sido sugerida para evitar estos defectos. La recomendación diaria o requerimientos diarios adecuados del folato en mujeres embarazadas es de 600-800 µg, casi el doble recomendado que para mujeres no embarazadas

Aunque no se conoce un nivel tóxico para el ácido fólico, sí que hay estudios que asocian el exceso de ácido fólico en el último trimestre del embarazo con que el niño por nacer desarrolle asma. Por ello la recomendación es tomar un suplemento alto en ácido fólico antes de quedar embarazada y en el primer trimestre, que es cuando su carencia sería más grave, sustituyéndolo en el segundo y tercer trimestre por un suplemento más moderado

Suplementos de ácido fólico y deficiencia enmascarada de vitamina B12

Es bien conocida la interacción entre vitamina B12 y ácido fólico. El suplemento de ácido fólico puede corregir la anemia asociada a deficiencia de vitamina B12. Desafortunadamente, el ácido fólico no corrige los cambios en el sistema nervioso causados por la deficiencia de vitamina B12. Un daño nervioso permanente podría ocurrir teóricamente si la deficiencia de vitamina B12 no es tratada. Por ende, los suplementos de ácido fólico no pueden exceder los 1000 μg (microgramos) por día, ya que enmascara los síntomas de la deficiencia de vitamina B12.

Riesgos para la salud por exceso de ácido fólico

El riesgo de toxicidad por ácido fólico es bastante bajo.30 El Instituto de medicina ha establecido una ingesta máxima tolerable de 1 mg (miligramo) para adultos (hombres y mujeres) y un máximo de 800 μg (microgramos) para mujeres embarazadas y lactantes menores de 18 meses de edad. Los suplementos de ácido fólico no deberían exceder el máximo tolerable para prevenir la deficiencia enmascarada de vitamina B12.31 Las investigaciones sugieren que niveles altos de ácido fólico pueden interferir con algunos tratamientos contra la malaria.

Para qué sirve

- El ácido fólico es efectivo en el tratamiento de ciertas anemias
- El ácido fólico es efectivo en el tratamiento de ciertas psilosis

Papel biológico

El folato es necesario para la producción y mantenimiento de nuevas células. Esto es especialmente importante durante periodos de división y crecimiento celular rápido como en la infancia y embarazo. El folato es necesario para la replicación del ADN. Por esto, la deficiencia de folato dificulta la síntesis y división celular, afectando principalmente la médula ósea, un sitio de recambio celular rápido. Debido a que la síntesis de ARN y proteínas no se obstaculiza completamente, se forman células sanguíneas largas o sin forma regular llamadas megaloblastos, resultando en anemia megaloblástica.21 Tanto niños como adultos necesitan folato para producir células sanguíneas normales y prevenir la anemia

Qué sucede si no se consume

- La deficiencia de ácido fólico se manifiesta con diarreas
- Pérdida del apetito
- Pérdida de peso
- Debilidad
- Lengua dolorida
- Dolor de cabeza

- Taquicardia
- Irritabilidad
- Desórdenes de conducta.

Las causas de su carencia son la mala alimentación y un déficit genético de hidratación del folato que es asintomático hasta que la mujer se queda embarazada.

Si la mujer tiene suficiente ácido fólico en el cuerpo antes de quedarse embarazada, esta vitamina puede prevenir deformaciones en la placenta que supondrían el aborto, defectos de nacimiento en el cerebro (anencefalia) y la columna vertebral (espina bífida) del bebé por mal cierre del tubo neural en los extremos cefálico y caudal respectivamente. La espina bífida, un defecto de nacimiento en la columna, puede producir la parálisis de la parte inferior del cuerpo, la falta de control del intestino y la vejiga, y dificultades en el aprendizaje. Si el feto sufre déficit de ácido fólico durante la gestación también puede padecer anemia megaloblástica, ser prematuro o presentar bajo peso al nacer. La madre puede sufrir eclampsia, un proceso que cursa con hipertensión y albuminuria. El ácido fólico también ayuda a mantener un útero sano.

Embarazo

El ácido fólico es importante en las mujeres embarazadas (edad fértil). La ingesta adecuada de folato durante el periodo preconcepcional, el tiempo justo antes y después de la concepción, ayuda a proteger al bebé contra un número de malformaciones congénitas incluyendo defectos del tubo neural.24 Los defectos del tubo neural resultan en una malformación de la espina (espina bífida), cráneo y cerebro (anencefalia). El riesgo de los defectos del tubo neural es significativamente reducido cuando el suplemento de ácido fólico es utilizado como consumo adicional a una dieta saludable antes y durante el primer mes seguido de la concepción. La ingestión de 400 µg (microgramos) diarios de ácido fólico sintético de alimentos fortificados o suplementos ha sido sugerida para evitar estos defectos. La recomendación diaria o requerimientos diarios adecuados del folato en mujeres embarazadas es de 600-800 µg, casi el doble recomendado que para mujeres no embarazadas

Aunque no se conoce un nivel tóxico para el ácido fólico, sí que hay estudios que asocian el exceso de ácido fólico en el último trimestre del embarazo con que el niño por nacer desarrolle asma. Por ello la recomendación es tomar un suplemento alto en ácido fólico antes de quedar embarazada y en el primer trimestre, que es cuando su carencia sería más grave, sustituyéndolo en el segundo y tercer trimestre por un suplemento más moderado

Fuente: https://es.wikipedia.org/wiki/%C3%81cido_f%C3%B3lico

Vitamina B12

La vitamina B12 es también llamado también Cobalamina ya que también contiene cobalto es una vitamina de origen bacteriana hidrosoluble

Para qué sirve

- Beneficia el sistema nervioso
- Beneficia el metabolismo
- Beneficia la producción de glóbulos rojos
- Esencial para el funcionamiento normal del cerebro
- Esencial para el funcionamiento del sistema nervioso
- Esencial para la formación de la sangre
- Esencial para la formación de varias proteínas.
- Normalmente está implicada en el metabolismo de las células del cuerpo humano, especialmente en la síntesis y regulación del ADN
- Normalmente está implicada en la metabolización de los aminoácidos, de los ácidos grasos y de los glúcidos

Qué sucede si no se consume

- La deficiencia de B12 es la consecuencia de la anemia perniciosa

Fuente: https://es.wikipedia.org/wiki/Vitamina_B12

Vitamina C

La vitamina C o también llamada enantiómero S del ácido ascórbico o antiescorbútica

Dónde se encuentra

Las plantas representan una fuente importante de esta vitamina en la dieta, en las frutas Gubinge, Murunga o Ciruela kakadu: 3100 Camu camu: 2800 Escaramujo: 2000 Acerola: 1600 Guayaba: 300 Grosella negra o zarzaparrilla negra: 200 Pimiento rojo (ají o chile): 190 Perejil: 130 Kiwi: 90 Uva: 90 Brécol (brócoli): 80 Grosella: 80 Col de Bruselas: 80 Caqui: 60 Papaya: 60 Fresa: 60 Naranja: 50 Limón: 40 Melón: 40 Coliflor: 40 Piña: 40 Menta piperita: 31.8 Pomelo: 30 Frambuesa: 30 Mandarina: 30 Espinacas: 30 Col cruda: 30 Mango: 28 Lima: 20

Para qué sirve

- Es un potente antioxidante soluble en agua que se asocia con varios efectos beneficiosos en el sistema inmune,
- Minimiza y retrasa el proceso de envejecimiento
- También beneficia en la integridad endotelial y en el metabolismo de las lipoproteínas.
- Evita el envejecimiento prematuro (proteger el tejido conectivo, la "piel" de los vasos sanguíneos).
- Facilita la absorción de otras vitaminas y minerales.

- Evita las enfermedades degenerativas tales como arteriosclerosis,
- Evita las enfermedades degenerativas como el cáncer
- Evita las enfermedades degenerativas como la demencia, entre otros.
- Evita las enfermedades cardíacas (tema tratado más adelante).
- Tiene un papel fundamental en la formación de colágeno.
- Previene escorbuto
- Previene la polio
- Previene la hepatitis.
- Disminuye la incidencia de coágulos en las venas.
- Ayuda en los movimientos articulares.
- Acelera el proceso de curación de heridas
- Acelera la curación de lesiones
- Acelera la curación de quemaduras
- Es esencial para el desarrollo y mantenimiento del organismo, por lo que su consumo es obligatorio para mantener una buena salud.
- Ayuda al desarrollo de la absorción del hierro
- Ayuda al crecimiento y reparación del tejido conectivo normal
- Bueno para la piel que la deja más suave, por la unión de las células que necesitan esta vitamina para unirse
- Ayuda a la producción de colágeno (actuando como cofactor en la hidroxilación de los aminoácidos lisina y prolina)
- Ayuda en la metabolización de grasas
- Ayuda en la cicatrización de heridas.

- Se considera un factor potenciador para el sistema inmune

Aunque es muy habitual creer que ayuda a recuperarse mejor de un resfriado o una gripe, un estudio realizado por científicos italianos refutó esta afirmación, pero muchos otros estudios, por el contrario, afirmaron que mejora la capacidad del sistema inmunitario.41 Lo que sí se sabe es que el déficit (como el de otras vitaminas y compuestos esenciales) puede empeorar los síntomas y traer otras complicaciones. De todas formas la vitamina C es una de las vitaminas que intervienen en el funcionamiento del sistema inmunitario, como lo hacen la vitamina A y la tiamina. También es muy importante como vitamina antioxidante, lo que de una u otra manera protege a nuestro organismo de radicales libres u otras sustancias tóxicas. Por otro lado, al ser hidrosoluble, su exceso es fácilmente eliminado en la orina

Qué sucede si no se consume

Su deficiencia produce la enfermedad denominada escorbuto.

La cantidad de vitamina C necesaria para prevenir el escorbuto es de alrededor de 10 mg al día. Sin embargo, con el fin de mantener un sujeto saludable y prevenir afecciones crónicas de salud, las concentraciones disponibles en la dieta deben ser entre 100 y 200 mg al día. La Academia Nacional de Ciencias de Estados Unidos recomienda un consumo mínimo de 90 mg para los hombres y de 75 mg para las mujeres. Debido a la capacidad reducida de almacenamiento de la vitamina C es necesario una permanente y adecuada ingesta para prevenir su hipovitaminosis.

Observaciones

La vitamina C no se almacena en el organismo,

Para personas con cálculos renales no se recomienda el consumo de suplementos o altas dosis, ya que pueden agravarse los síntomas de la dolencia; esto sucede porque la vitamina C se transforma en oxalato en el cuerpo humano, fomentando en esas personas propensas la litiasis renal por cálculos de oxalato

Fuente: https://es.wikipedia.org/wiki/Vitamina_C

Vitamina D

El ergocalciferol, también conocido como vitamina D2 y calciferol, es un tipo de vitamina D que se encuentra en los alimentos y se utiliza como suplemento dietético

El colecalciferol o vitamina D3 es una forma de vitamina D

Cómo se obtiene la vitamina D

El organismo puede obtenerlo por dos vías: síntesis en la piel por la acción de los rayos ultravioleta de la luz solar sobre el 7-dehidrocolesterol o por vía digestiva a través de la ingesta de alimentos que lo contienen.

Deficiencia de vitamina D

La deficiencia de vitamina D se da debido a una mala absorción en los intestinos o una enfermedad hepática

Para qué sirve

- Regula las concentraciones de calcio
- Regula las concentraciones de fosfato
- Estimula la absorción de estos minerales en el intestino delgado
- Moviliza el calcio en el hueso
- Desempeña importantes funciones en la mineralización del hueso y el metabolismo del calcio. El organismo puede obtenerlo por dos vías: síntesis en la piel por la acción de los rayos ultravioleta de la luz solar sobre el 7-dehidrocolesterol o por vía digestiva a través de la ingesta de alimentos que lo contienen.

Qué sucede si no se consume

- Su deficiencia provoca raquitismo en los niños y osteomalacia en adultos.
- Su deficiencia provoca osteomalacia en adultos.

Fuente

- https://es.wikipedia.org/wiki/Ergocalcifero
- https://es.wikipedia.org/wiki/Colecalciferol

Vitamina E

Se denomina vitamina E a un grupo de ocho compuestos solubles en grasa que incluyen cuatro tocoferoles y cuatro tocotrienoles.

La vitamina E tiene un papel fundamental en el metabolismo normal de todas las células. Es el antioxidante liposoluble más importante en los tejidos humanos y animales.

Fuentes de vitamina E

La vitamina E se encuentra en muchos alimentos, principalmente de origen vegetal, y sobre todo en los de hoja verde (el brócoli, las espinacas) y las semillas, entre ellos la soja, el germen de trigo y la levadura de cerveza. También puede encontrarse en alimentos de origen animal, como la yema de huevo.

Dosis

La ingestión diaria recomendada es para un adulto de 15 mg o 25 UI. Para los niños es de aproximadamente 10 UI.

Para qué sirve

- Sistema circulatorio
- Propiedades antioxidantes
- Propiedades oculares
- Prevención del Parkinson
- Niveles de colesterol
- Evita la demencia en la vejez

Qué sucede si no se consume

La deficiencia en vitamina E se caracteriza generalmente por trastornos neurológicos debidos a una mala conducción de los impulsos nerviosos.

Fuente: https://es.wikipedia.org/wiki/Vitamina_E

Vitamina K

La vitamina K es una vitamina soluble en grasa que se conoce principalmente por coagulación sanguínea. Naturalmente, se presenta en dos formas: vitamina K1 (filoquinona) en vegetales de hojas verdes y vitamina K2 (menaquinonas) en derivados de las carnes y alimentos fermentados como el queso o el nattō.

Para qué sirve

La vitamina K se requiere como cofactor para la activación de proteínas que son necesarias para una serie de procesos biológicos siendo los más conocidos los factores de coagulación hepáticos, protrombina y factor X, entre otros.[1] Este nutriente se relaciona con procesos fisiológicos como la reparación tisular (en caso de lesiones y hemorragias), infartos y la menstruación

También es necesaria para activar proteínas de la matriz extracelular de células óseas y de músculo liso que permiten la unión del calcio, regulando el metabolismo de los huesos y reduciendo el riesgo de calcificación vascular y eventualmente la enfermedad cardiovascular.[134]

La vitamina K tendría un efecto protector frente al cáncer hepático, la leucemia, el cáncer de pulmón, de colon, oral, de mama y vesical

Uso clínico

La deficiencia de la vitamina K puede ocurrir por alteraciones en la absorción intestinal, lesiones en el tracto gastrointestinal (como podría ocurrir en obstrucción del conducto biliar), ingesta terapéutica o accidental de antagonistas de la vitamina K o, muy raramente, por deficiencia nutricional. Como resultado de un defecto adquirido de deficiencia de vitamina K, los residuos Gla no se forman o se forman incompletamente y, por lo tanto, las proteínas Gla son inactivas. Debido a la ausencia de control de los tres procesos antes mencionados, se puede dar: riesgo de hemorragia interna masiva y descontrolada, calcificación del cartílago y severa malformación del desarrollo óseo o deposición de sales de calcio insolubles en las paredes de los vasos arteriales. La deposición de calcio en tejidos blandos, incluyendo paredes arteriales, es muy común, especialmente en aquellos que sufren arterioesclerosis, sugiriendo que la deficiencia de vitamina K es más común de lo que previamente se pensaba.

Uso en recién nacidos

La alta propensión del recién nacido a presentar hemorragias por deficiencia de vitamina K se debe a que nacen con una reserva muy baja de esta vitamina, ya que no atraviesan con facilidad la placenta y a que la leche materna es una fuente muy pobre en esta vitamina, esto sumado a que su intestino es estéril y no posee bacterias capaces de sintetizarla. Es por ello, de manera preventiva que se suministra vitamina K exógena a los recién nacidos.

Recomendaciones nutricionales

La ingesta dietética de vitamina K considerada adecuada para un varón adulto es de 120 microgramos/día. No se han determinado niveles máximos tolerables. El cuerpo humano almacena vitamina K, así que no es necesario suplementar diariamente.[cita requerida]

Fuentes de vitamina K

La filoquinona (vit. K1) es sintetizada por las plantas verdes, por lo que verduras de hoja verde oscura son las principales fuentes como la espinaca, el brócoli, el kale y las coles.23 Las Menaquinonas (MKs) o vit. K2, son sintetizadas por bacterias (incluyendo aquellas de la microflora intestinal normal) y algunos Actinomyces spp.

Fuente: https://es.wikipedia.org/wiki/Vitamina_K

Azufre

Es un elemento químico esencial constituyente de los aminoácidos cisteina y metionina y, por consiguiente, necesario para la síntesis de proteínas presentes en todos los organismos vivos.

Para qué sirve

- Es antiseptico
- Laxante
- Esfoliante

Calcio

El calcio presente en algunos alimentos es esencial para la vida del ser humanos y los animales, entre sus beneficios tenemos:

- Contribuye a la fisiología de las células del organismos
- Contribuye a la bioquímica de las células del organismo
- Buenos para los huesos
- Reduce el riesgo de osteoporosis
- Buenos para los dientes
- Afecta la función de transporte de las membranas celulares, actuando como un estabilizador de la membrana.
- Influye en la transmisión de iones a través de las membranas, y la liberación de neurotransmisores.
- Se requiere calcio en la trasmisión nerviosa y en la regulación de los latidos cardíacos.
- El equilibrio adecuado de los iones de calcio, sodio, potasio y magnesio mantiene el tono muscular y controla la irritabilidad nerviosa.

Recomendaciones diarias de calcio

Años	Calcio (mg/día)
1-3 años	700
4-8 años	1000
9-18 años	1300
19 a 50 años	1000
> 51 años	1000
Embarazo	1000
Lactancia	1000

Alimentos con más calcio

Alimentos	calcio por 100 gramos
parmesano (queso)	= 1140 mg
leche en polvo	= 909 mg
queso duro de cabra	= 895 mg
Queso cheddar	= 720 mg
pasta de tahini	= 427 mg
melaza	= 273 mg

almendras	= 234 mg
hojas de berza	= 232 mg
col rizada	= 150 mg
leche de cabra	= 134 mg
semillas de sésamo (sin pelar)	= 125 mg
leche de vaca descremada	= 122 mg
yogur natural de leche entera	= 121 mg
avellanas	= 114 mg
tofu, suave	= 114 mg
hojas de remolacha	= 114 mg
espinaca	= 99 mg
ricotta (queso de leche desnatada)	= 90 mg
lentejas	= 79 mg
garbanzos	= 53 mg
huevos, hervidos	= 50 mg
naranja	= 40 mg
leche materna	= 33 mg
arroz, blanco, de grano largo	= 19 mg

carne de res   = 12 mg

bacalao   = 11 mg

Qué sucede si se toma calcio en exceso

Se producen varias cosas, como ser

- La calcificación de las arterias
- Puede producir cálculos renales

Qué sucede si no se consume calcio

- Se produce deformidades óseas como la osteomalacia
- Se produce deformidades óseas como el raquitismo
- Se produce deformidades óseas como la osteoporosis
- Se producen espasmos musculares o calambres

Fuente:

- https://es.wikipedia.org/wiki/Calcio#Funci%C3%B3n_biol%C3%B3gica
- https://es.wikipedia.org/wiki/Calcio

Cloro

Es un elemento abundante en la naturaleza y se trata de un elemento químico esencial para muchas formas de vida. Se consume principalmente a través de la sal

Cobre

El cobre es esencial en el ser humano

El cobre se encuentra en una gran cantidad de alimentos habituales de la dieta tales como ostras, mariscos, legumbres, vísceras y nueces entre otros, además del agua potable, y, por lo tanto, es muy raro que se produzca una deficiencia de cobre en el organismo. El desequilibrio de cobre ocasiona en el organismo una enfermedad hepática conocida como enfermedad de Wilson.

Exposición humana

El cobre puede ser encontrado en muchas clases de comidas, en el agua potable y en el aire. Debido a que absorbemos una cantidad eminente de cobre cada día por la comida, bebiendo y respirando. La absorción del cobre es necesaria, porque el cobre es un elemento traza que es esencial para la salud de los humanos. Aunque los humanos pueden manejar concentraciones de cobre proporcionalmente altas, una gran cantidad de este mineral en nuestro cuerpo puede causar problemas de salud.

Las concentraciones del cobre en el aire son usualmente bastante bajas, así que la exposición al cobre por respiración es insignificante. Pero gente que vive cerca de fundiciones que procesan el mineral cobre en metal pueden experimentar esta clase de exposición.

La gente que vive en casas que todavía tienen tuberías de cobre están expuestas a más altos niveles de cobre que la mayoría de la gente, porque el cobre es liberado en sus aguas a través de la corrosión de las tuberías.

Para qué sirve

- Contribuye a la formación de glóbulos rojos

 Contribuye al mantenimiento de los vasos sanguíneos

Buenos para los nervios

Buenos para el sistema inmunitario

Bueno para los huesos

Qué sucede si no se consume

El desequilibrio de cobre ocasiona en el organismo una enfermedad hepática conocida como enfermedad de Wilson

El origen de esta enfermedad es hereditario, y aparte del trastorno hepático que ocasiona también daña al sistema nervioso. Se trata de una enfermedad poco común

Puede producirse deficiencia de cobre en niños con una dieta pobre en calcio, especialmente si presentan diarreas o desnutrición. También hay enfermedades que disminuyen la absorción de cobre, como la enfermedad celíaca, la fibrosis quística o al llevar dietas restrictivas

Observaciones

El cobre se encuentra en una gran cantidad de alimentos habituales de la dieta tales como ostras, mariscos, legumbres, vísceras y nueces entre otros, además del agua potable y por lo tanto es muy raro que se produzca una deficiencia de cobre en el organismo.

Fuente: https://es.wikipedia.org/wiki/Cobre

Fósforo

Para qué sirve

- Sirve para que las células almacenen y transporten energía
- Bueno para el cerebro

Fuente: https://es.wikipedia.org/wiki/F%C3%B3sforo

Hierro

Aunque solo existe en pequeñas cantidades en los seres vivos, el hierro ha asumido un papel vital en el crecimiento y en la supervivencia de los mismos y es necesario no solo para lograr una adecuada oxigenación tisular sino también para el metabolismo de la mayor parte de las células.

El metabolismo humano del hierro es el conjunto de reacciones químicas que mantienen la homeostasis humana del hierro tanto a nivel sistémico como celular.

En casi todos los alimentos hay hierro, pero en muy poca cantidad. En la dieta suelen entrar 10 mg y de ellos solo se absorbe en el intestino un 10 % (1 mg). Diariamente, se suele perder 1 mg por lo que se cubre la pérdida.

Lista: alimentos ricos en hierro orgánico

Alimento	Tamaño de la ración	Hierro
Almejas	100 g	28 mg
Hígado de cerdo	100 g	18 mg
Riñón de ternera	100 g	12 mg
Ostras	100 g	12 mg
Calamares	100 g	11 mg
Hígado de cordero	100 g	10 mg
Pulpo	100 g	9,5 mg
Mejillones	100 g	6,7 mg
Hígado de ternera	100 g	6,5 mg
Corazón de ternera	100 g	6,4 mg

Lista: alimentos ricos en hierro inorgánico

Alimento	Tamaño de la ración	Hierro
Vainas de soja	250 ml	9,3 mg
Judías	100 g	7 mg
Lentejas	250 ml	7 mg
Falafel	140 g	4,8 mg
Semillas de soja	250 ml	4,7 mg
Semillas de sésamo tostadas	30 g	4,4 mg
Espirulina	15 g	4,3 mg
Jengibre	30 g	3,4 mg
Espinacas	85 g	3 mg

Para qué sirve

- Sive para el transporte de oxígeno
- Replicación del ADN
- Metabolismo energético
- Sirve para la respiración celular

Qué sucede si no se consume

- La siderosis es el depósito de hierro en los tejidos. El hierro en exceso es tóxico. El hierro reacciona con peróxido y produce radicales libres

- Produce cansancio
- Apatía
- Pérdida del apetito La anemia da lugar a uñas quebradizas, caída de pelo, boqueras, mayor posibilidad de infecciones, disminución del catabolismo de la adrenalina y Na (se produce mayor irritabilidad porque actúa menos la MAO y aunque quieres hacer más cosas no puedes).

Cuando el hierro se encuentra dentro de unos niveles normales, los mecanismos antioxidantes del organismo pueden controlar este proceso.

Observaciones

La dosis letal de hierro en un niño de dos años es de unos 3,1 g puede provocar un envenenamiento importante. El hierro en exceso se acumula en el hígado y provoca daños en este órgano.

El hierro también es beneficioso ya que para el cuerpo humano es imposible de crear.

Las mujeres en edad fértil necesitan aproximadamente 18 mg/día, el doble que los hombres, debido a la pérdida en la menstruación.

Fuente:https://es.wikipedia.org/wiki/Hierro

https://es.wikipedia.org/wiki/Metabolismo_humano_del_hierro

Magnesio

El ion de magnesio es esencial para todas las células vivas, se encuentra en los huesos. Se elimina por la orina o a través de las heces fecales

De lo que comemos solo del 30-40 % es absorbido por nuestro cuerpo y depositado en el intestino delgado

Para qué sirve

- Estabiliza las estructuras de cadenas de ADN
- Estabiliza las estructuras de cadenas de ARN
- Interviene en la formación de neurotransmisores
- Interviene en la formación de neuromoduladores
- Relajante muscular, especialmente en el músculo cardiaco
- Contra dispepsia o acidez estomacal
- Laxante para el estreñimiento
- Para preparación del intestino para operaciones quirúrgicas o pruebas diagnósticas
- Contra preeclampsia
- Contra eclampsia
- Contra enfermedades del embarazo
- Contra torsade de pointes o latidos irregular del corazón
- Tranquilizante natural
- mantiene el equilibrio energético de las neuronas
- Actúa sobre la transmisión nerviosa
- Mantiene el sistema nervioso con buena salud
- Utilizado como tratamiento antiestrés

- Antidepresivo
- Relajante muscular
- El magnesio ayuda a fijar el calcio y el fósforo en los huesos y dientes.
- Previene los cálculos renales ya que moviliza al calcio.
- Efectivo en las convulsiones del embarazo
- Previene los partos prematuros manteniendo al útero relajado.
- Interviene en el equilibrio hormonal
- Disminuye los dolores premenstruales.
- Actúa sobre el sistema neurológico favoreciendo el sueño y la relajación.
- Autorregula la composición y propiedades internas (homeostasis).
- Actúa controlando la flora intestinal
- Protege de las enfermedades cardiovasculares.
- Favorable para quien padezca de hipertensión.
- El magnesio también se emplea como parte del tratamiento de los trastornos del espectro autista.
- Contra síndrome del intestino irritable
- Contra osteoporosis (se debe consumir junto con el calcio)
- Contra insomnio
- Contra blefaroespasmo
- Mejora el efecto vasodilatador en pacientes que usan bloqueantes cálcicos

Dónde se encuentra

En función del peso y la altura, la cantidad diaria recomendada es de 300-350 mg, cantidad que puede obtenerse fácilmente ya que se encuentra en la mayoría de los alimentos, siendo las semillas las más ricas en magnesio como el cacao, las almendras, harina de soja, cacahuetes, judías blancas, legumbres, avellanas, nueces y las hojas verdes de las hortalizas

Alimentos donde se encuentra

En frutos secos: girasol, sésamo, almendras, pistacho, avellanas y nueces.

Entre los cereales: germen de trigo, levadura, mijo, arroz, trigo y avena.

En legumbres: soya, alubias, habas, garbanzos y lentejas.

En el chocolate negro.

Y en los germinados: ya que la clorofila contiene magnesio.

Observaciones

A más estrés mayor la pérdida de magnesion en el organismo

Consumir magnesio por la noche ayuda a dormir mejor

A las personas con insuficiencia renal se les recomienda su consumo bajo supervisión médica

Qué sucede si no se consume

La insuficiencia de magnesio es poco común y sus síntomas son:

- Demasiada excitabilidad
- Debilidad muscular
- Somnolencia
- Irritabilidad
- Fatiga, entre otros.

Esta deficiencia puede aparecer en personas que padecen alcoholismo o que absorben poco magnesio debido a causas como quemaduras, ciertos medicamentos (algunos diuréticos y antibióticos), niveles sanguíneos bajos de calcio o problemas para absorber los nutrientes desde el tubo digestivo, lo que se conoce como mala absorción. El calcio puede interferir en la absorción de magnesio en las personas con alto riesgo de deficiencia de magnesio, por lo que para estas personas se recomienda consumir calcio antes de acostarse en lugar de hacerlo durante las comidas, así como aumentar el consumo de vitamina D.

Fuente: **https://es.wikipedia.org/wiki/Magnesio**

Manganeso

Es un mineral esencial en los seres vivos siendo necesario un aporte de entre 1 a 5 mg por día, cantidad que se obtiene a través de los alimentos

Para qué sirve

- Antioxidante
- Es necesario para el buen funcionamiento del sistema inmunológico
- Regula el azúcar en la sangre
- Regula la energía celular
- REgula la reproducción
- Regula la digestión
- Regula el crecimiento óseo
- Ayuda a la coagulación sanguínea
- Ayuda la hemostasia

Qué sucede si se toma en exceso

La inhalación de polvo de manganeso es perjudicial para la salud y puede ser el motivo de varios cuadros clínicos. Los casos de intoxicación más habituales están relacionados con el ámbito laboral; entre otros, la manufactura de acero, cerámica, vidrio, pintura, linóleo, fósforo, pilas secas y fuegos artificiales. La cantidad máxima permitida en la industria es de 5 mg por m³ de aire

A nivel pulmonar puede producir fiebre del soldador, que se produce por la liberación de pirógenos por los macrófagos pulmonares al ser lesionados por las partículas del compuesto metálico.

A nivel cardiovascular bloquea la entrada de calcio, llegando a producir bradicardia e hipotensión.

Alteraciones fisiopatológicas

La intoxicación aguda se conoce como manganismo, el cual comienza a manifestarse con trastornos del sueño, excitación y euforia. El afectado siente deseos irresistibles de bailar o marchar sin descanso, con ataques de risa inmotivados y logorrea. Predominan las lesiones cerebrales en los núcleos basales, con un cuadro similar al Parkinson, faz inexpresiva y salivación. Se produce encefalopatía con degeneración neuronal en varios núcleos de encéfalo y cerebelo (células de Purkinje). Se asocia a trastornos psíquicos como inestabilidad emocional y alucinaciones. La administración de L-DOPA mejora la sintomatología. También está relacionada con la Esclerosis Lateral Amiotrófica (ELA) por degeneración de las neuronas motoras. En el 73% de los casos conlleva impotencia sexual. El cuadro es irreversible.

El diagnóstico se confirma con la detección de manganeso en la sangre, se han detectado casos de hasta 80 µg por 100 ml. En etapas tempranas, se puede detener el avance de la enfermedad administrando adatamil cálcico. El tratamiento incluye, además, inyecciones diarias de gluconato de calcio (10 ml al 10%), la administración de dosis altas de vitaminas B1 y B12 y atropina o escopolamina en dosis de 1 mg, con el fin de aliviar los temblores.7

El parkinsonismo inducido por manganeso puede producirse en pacientes con insuficiencia hepática que no pueden eliminarlo de forma correcta en la bilis, también en individuos que reciben nutrición parenteral total sin una exposición elevada. Hay que destacar que los pacientes sometidos a microdiálisis debido a una insuficiencia renal crónica pueden desarrollarlo sin haber estado expuestos a partículas exógenas de este metal.8

Además, recientes estudios genéticos han demostrado que las mutaciones homocigóticas en SLC30A10 conducen a la aparición de parkinsonismo familiar inducido por Mn.

La Fiebre del soldador se caracteriza por un corto periodo de latencia, tras el cual aparece la sintomatología que recuerda a una gripe: tos disnea, fiebre, dolor articular, náuseas, vómitos, confusión mental, etc., y profusa sudoración, todo lo cual persiste 24 horas.

La escoria proveniente de la fabricación de acero produce un polvo muy irritante cuya inhalación origina la neumonía por escorias Thomas. Este cuadro de neumonitis aguda generalmente no responde bien a los antibióticos, aunque sí a las sustancias quelantes como el adatamil cálcico o el versene.7

Por otro lado el manganeso es también hepatotóxico estando relacionado con la Colestasis canalicular.

Además puede producir teratogénesis, que si se producen durante la organogénesis (semanas 3-8) las consecuencias pueden ser fatales ya que este periodo es de máxima susceptibilidad pues las células embrionarias han perdido su carácter totipotencial.

- Puede causar daños neurológicos que pueden ser irreversibles

Fuente: https://es.wikipedia.org/wiki/Manganeso

Potasio

Es un mineral esencial en la vida humana

En el organismo

El potasio es absorbido de forma rápida desde el intestino delgado. Entre 80 y 90 % del potasio ingerido es excretado en la orina, el resto es perdido en las heces.

Dónde se encuentra

Las hortalizas (brócoli, remolacha, berenjena y coliflor) judías y las frutas (los bananos y las de hueso, como aguacate, albaricoque, melocotón, cereza, ciruela), son alimentos ricos en potasio.

Para qué sirve

- Posibilita la transmisión del,impulso nervioso
- Mantiene el equilibrio normal del agua
- Mantiene el equilibrio osmótico entre las células y el fluido intersticial y el equilibrio ácido - base determinado por el PH del organismo
- Está involucrado en la contracción muscular
- Regula la actividad neuromuscular
- Promueve el desarrollo celular
- Reduce la hipertensión

Qué sucede si no se consume

Su valor debe ser de (inferior 3,5 meq/L)

- El descenso del nivel de potasio en la sangre provoca la hipopotesemia
- Hipokalemia
- Diarrea
- Diuresis incrementada
- Vómitos
- Deshidratación
- Debilidad muscular
- Fatiga
- Astenia
- Calambres
- Ileo
- Estreñimiento
- Anormalidades en el electrocardiograma
- Arritmias cardiacas
- Parálisis respiratoria
- Alcalosis

La hiperkalemia, o aumento de los niveles de potasio por encima de 5,5 meq/L, es uno de los trastornos electrolíticos más graves y puede ser causado por aumento del aporte (oral o parenteral: vía sanguínea), redistribución (del líquido intracelular al extracelular) o disminución de la excreción renal. Por lo general, las manifestaciones clínicas aparecen con niveles mayores a 6,5 meq/L, siendo las principales: cardiovasculares: con cambios en el electrocardiograma, arritmias ventriculares y asístole (paro cardíaco), a nivel neuromuscular: parestesias, debilidad, falla respiratoria y a nivel gastrointestinal náuseas y vómitos

Potasio en la dieta

La ingesta adecuada de potasio puede ser generalmente garantizada al consumir una variedad de alimentos que contengan potasio, y la deficiencia es muy rara en individuos que consuman una dieta equilibrada. Los alimentos que son fuente alta de potasio incluyen: las hortalizas (papa o patata, brócoli, remolacha, berenjena y coliflor) y las frutas (las bananas o plátanos) y las de hueso (como las uvas, albaricoque, melocotón, cereza, ciruela, etc.), son alimentos ricos en potasio. El potasio es el tercer mineral más abundante en nuestro cuerpo. Está implicado en la reacción de los nervios, en el movimiento muscular y en su mantenimiento saludable.

Los alimentos que poseen más potasio son las judías, que aportan 1300 mg de potasio c/ 100 g; el germen de trigo, que aporta unos 842 mg de potasio c/ 100 g; el aguacate, que aporta 600 mg c/ 100 g; la soja aporta 515 mg c/ 100 g; las nueces, que aportan 441 mg de potasio c/ 100 g; la papa o patata, que aporta 421 mg de potasio c/ 100 g, y la banana o plátano, que aporta 396 mg c/ 100 g.

Las dietas altas en potasio pueden reducir el riesgo de hipertensión y la deficiencia de potasio (hipokalemia) combinada con una inadecuada ingesta de tiamina ha producido muertes en ratones experimentales.15

Las sales de potasio, al poseer sabor salado, pueden sustituir fácilmente a las de sodio en aquellas dietas donde deba restringirse este último elemento.

Los suplementos de potasio en medicina son usados en la mayoría en conjunto con diuréticos de asa y tiazidas, una clase de diuréticos que disminuye los niveles de sodio y agua corporal cuando esto es necesario, pero a su vez causan también perdida de potasio en la orina. Individuos nefrópatas o que sufran de una enfermedad renal pueden sufrir efectos adversos sobre la salud al consumir grandes cantidades de potasio. En la insuficiencia renal crónica, los pacientes que se encuentran bajo tratamiento recibiendo diálisis renal deben seguir una dieta estricta en el contenido de potasio aportado, dado que los riñones controlan la excreción de potasio y la acumulación de potasio por falla renal puede causar problemas graves como una arritmia cardiaca fatal. La hipercalemia aguda (exceso de potasio) puede ser reducida a través de tratamiento con soda vía oral,16 glucosa,1718 hiperventilación19 y perspiración.

Fuente: https://es.wikipedia.org/wiki/Potasio

Selenio

El selenio es un micronutriente para todas las formas de vida conocidas.

Dónde se encuentra

Se encuentra en los cereales, el pescado, las carnes, las lentejas, la cáscara de las patatas y los huevos

Ingesta diaria recomendada

La ingesta diaria recomendada para adultos es de 55-70 µg; más de 400 µg puede provocar efectos tóxicos

Qué sucede si se consume en exceso

El nivel de ingesta superior tolerable de 400 microgramos al día puede provocar selenosis.

Síntomas de la selenosis

Los signos y síntomas de la selenosis incluyen un olor a ajo en el aliento, trastornos gastrointestinales, pérdida de cabello, descamación de las uñas, fatiga, irritabilidad y daños neurológicos. Los casos extremos de selenosis pueden presentar cirrosis hepática, edema pulmonar o la muerte.[11] El selenio elemental y la mayoría de los seleniuros metálicos tienen una toxicidad relativamente baja debido a su escasa biodisponibilidad. En cambio, los selenatos y selenitos tienen un modo de acción oxidante similar al del trióxido de arsénico y son muy tóxicos. La dosis tóxica crónica de selenito para los seres humanos es de unos 2.400 a 3.000 microgramos de selenio al día.

Qué sucede sino se consume

La deficiencia de selenio es relativamente rara, pero puede darse en pacientes con disfunciones intestinales severas o con nutrición exclusivamente parenteral, así como en poblaciones que dependan de alimentos cultivados en suelos pobres en selenio

Fuente: https://es.wikipedia.org/wiki/Selenio

Silicio

Es un mineral fundamental en el organismo, se debe consumir con precaución

Para qué sirve

- Contra radicales libres

Qué sucede si se inhala

La inhalación del polvo de sílice cristalina puede provocar silicosis.

Fuente: https://es.wikipedia.org/wiki/Silicio

https://es.wikipedia.org/wiki/Silicosis

Sodio

Es un metal alcalino blando, untuoso, de color plateado, muy abundante en la naturaleza, encontrándose en la sal marina. Es muy reactivo, arde con llama amarilla, se oxida en presencia de oxígeno y reacciona violentamente con el agua. Es elemento esencial para la vida.

El catión sodio (Na+) tiene un papel fundamental en el metabolismo celular, por ejemplo, en la transmisión de impulso nervioso (mediante el mecanismo de bomba de sodio-potasio). Mantiene el volumen y la osmolaridad. Participa, además del impulso nervioso, en la contracción muscular, el equilibrio ácido-base y la absorción de nutrientes por las membranas.

El aumento de sodio en la sangre se conoce como hipernatremia y su disminución hiponatremia.

Absorción y excreción de sodio

El sodio se absorbe en humanos, de manera fácil desde el intestino delgado y de allí es llevado a los riñones, en donde se infiltra y regresa a la sangre para mantener los niveles apropiados. La cantidad absorbida es proporcional a la consumida. Alrededor del 90-95 % de la pérdida normal del sodio es a través de la orina y el resto en las heces y el sudor. Se considera que lo normal de la cantidad de sodio excretada es igual a la cantidad ingerida. La secreción de sodio se mantiene por un mecanismo que involucra a los riñones (tasa de filtración glomerular, sistema renina-angiotensina), el sistema nervioso simpático, la circulación de catecolaminas y la presión sanguínea

Funciones

El catión sodio (Na+) tiene un papel fundamental en el metabolismo celular, por ejemplo, en la transmisión del impulso nervioso (mediante el mecanismo de bomba de sodio-potasio). Mantiene el volumen y la osmolaridad. Participa, además del impulso nervioso, en la contracción muscular, el equilibrio ácido-base y la absorción de nutrientes por las células.

Usos del sodio

El sodio metálico se emplea en síntesis orgánica como agente reductor. Es además componente del cloruro de sodio necesario para la vida.

Hipernatremia

Se considera hipernatremia cuando la concentración de sodio en plasma o sangre es mayor a 145 meq/L.

Hiponatremia

Se considera hiponatremia cuando la concentración de sodio en plasma es menor a 135 meq/L. Las causas principales incluyen: pérdidas grandes de sodio (por uso de diuréticos, diuresis osmótica o perdida de solutos a través de la orina que arrastran agua y sodio, enfermedades renales que aumenten la pérdida de sodio urinario.) aumento de la ingesta o aporte de agua al organismo, lo que causa aumento del agua a nivel extracelular.

Entre los síntomas más comunes están, náuseas, vómitos, calambres musculares, alteraciones visuales, cefalea, letargia. Convulsiones y coma. Se considera que una disminución en la concentración de sodio por debajo de 125 meq/L es potencialmente fatal para el organismo humano

Qué se sucede sino se consume

La pérdida relativa de agua podría causar que las concentraciones de sodio lleguen a ser más altas de lo normal, una condición conocida como hipernatremia, que resulta en una sed extraordinaria. Contrariamente, un exceso de agua corporal por mayor ingesta resultará en menor concentración de sodio en el plasma, conocido como hiponatremia, una condición captada por el hipotálamo a través de sus osmoreceptores, causando una disminución de la secreción de la hormona vasopresina de la glándula pituitaria posterior o hipófisis; esto conduce a una pérdida de agua a través de la orina, lo cual actúa para restaurar las concentraciones de sodio en el plasma hasta niveles normales.

Personas severamente deshidratadas, como las rescatadas del océano o en situaciones de supervivencia en desiertos, usualmente tienen altas concentraciones de sodio sanguíneo. Esto debe ser cuidadosamente y lentamente retornado a la normalidad, ya que una corrección demasiado rápida de la hipernatremia puede resultar en daño cerebral con edema celular, ya que el agua se mueve rápidamente hacia el interior de las células con un alto contenido osmolar.

- Mas sed
- Poliuria o aumento de la cantidad de orina
- Diarrea
- Sudorización excesiva
- Presencia de trastornos neurológicos (con valores por encima de 160 meq/L)
- Irritabilidad muscular (con valores por encima de 160 meq/L)
- Alteraciones del nivel de consciencia (con valores por encima de 160 meq/L)
- Coma (con valores por encima de 160 meq/L)
- Convulsiones (con valores por encima de 160 meq/L)
- Enfermedades renales (con valores por debajo de 135 meq/L)
- Náuseas (con valores por debajo de 135 meq/L)
- Vómitos (con valores por debajo de 135 meq/L)
- Calambres musculares (con valores por debajo de 135 meq/L)
- Alteraciones visuales (con valores por debajo de 135 meq/L)
- Cefalea (con valores por debajo de 135 meq/L)
- Letargia (con valores por debajo de 135 meq/L)
- Convulsiones (con valores por debajo de 135 meq/L)
- Coma (con valores por debajo de 135 meq/L)

Observaciones

Se considera que una disminución en la concentración de sodio por debajo de 125 meq/L es potencialmente fatal para el organismo humano

Sodio en la dieta

La mayor fuente de sodio es el cloruro de sodio (la sal común), del cual el sodio constituye el 40 %. Sin embargo, todos los alimentos contienen sodio en forma natural, siendo más predominante la concentración en alimentos de origen animal que vegetal. Aproximadamente 3 gramos de sodio están contenidos en los alimentos que se consumen diariamente, sin la adición de cloruro de sodio o sal común, esto es importante considerarlo en pacientes que tengan una restricción o disminución en la ingesta de sal diaria (pacientes nefrópatas, diabéticos, hipertensos). El requerimiento de sodio es de 500 mg/día aproximadamente.5 La mayoría de las personas consumen más sodio que el que fisiológicamente necesitan. Para ciertas personas con presión arterial sensible al sodio, esta cantidad extra puede causar efectos negativos sobre la salud.

Fuente: https://es.wikipedia.org/wiki/Sodio

Zinc

El zinc es un elemento químico esencial para los seres humanos y ciertos animales. El cuerpo humano contiene alrededor de 40 mg de zinc por kg y muchas enzimas funcionan con su concurso:

interviene en el metabolismo de proteínas y ácidos nucleicos, estimula la actividad de aproximadamente 300 enzimas diferentes,7 colabora en el buen funcionamiento del sistema inmunitario, es necesario para la cicatrización de las heridas, interviene en las percepciones del gusto y el olfato y en la síntesis del ADN. El metal se encuentra en la insulina, las proteínas dedo de zinc (zinc finger) y diversas enzimas como la superóxido dismutasa.

Hay 2-4 gramos de zinc distribuidos en todo el cuerpo humano. La mayoría del zinc se encuentra en el cerebro, los músculos, los huesos, el riñón y el hígado, con las concentraciones más altas en la próstata y las partes del ojo. El semen es particularmente rico en zinc, siendo un factor clave en la correcta función de la glándula prostática y en el crecimiento de los órganos reproductivos.

El zinc aumenta la testosterona en sangre indirectamente, funcionando como coenzima en el metabolismo de las hormonas masculinas por medio de su formación a través de la hormona luteinizante (LH), que estimula las células de Leydig. También previene que la testosterona se degrade en estrógeno por medio de la enzima aromatasa.

En el cerebro, el zinc se almacena en determinadas vesículas sinápticas mediante neuronas glutamatérgicas y puede "modular la excitabilidad del cerebro". Desempeña un papel clave en la plasticidad sináptica y por lo tanto en el aprendizaje. Sin embargo, ha sido llamado el "caballo oscuro del cerebro" ("the brain's dark horse") ya que también puede comportarse como una neurotoxina, lo que sugiere que la adecuada homeostasis del cinc desempeña un papel fundamental en el funcionamiento normal del cerebro y del sistema nervioso central.

Deficiencia

La deficiencia de zinc perjudica al sistema inmunitario, genera retardo en el crecimiento y puede producir pérdida del cabello, diarrea, impotencia, lesiones oculares y de piel, pérdida de apetito, pérdida de peso, tardanza en la cicatrización de las heridas y anomalías en el sentido del olfato y el gusto.[17] Las causas que pueden provocar una deficiencia de zinc son la deficiente ingesta y la mala absorción del mineral —caso de alcoholismo que favorece su eliminación en la orina o dietas vegetarianas en las que la absorción de zinc es un 50% menor que de las carnes— o por su excesiva eliminación debido a desórdenes digestivos.

La carencia de zinc en los períodos de rápido crecimiento afecta negativamente el desarrollo cognitivo, cerebral y sexual.[12]

Según el CSIC, este elemento tiene un papel de suma importancia en las funciones mediadas por neurotransmisores, actuando como modulador de la excitabilidad neuronal. En este sentido la deficiencia de zinc puede causar trastornos del humor y neurodegeneración, como depresión y Alzheimer.[18]

La disminución de los niveles de LH y testosterona circulantes a causa de la deficiencia de cinc afecta negativamente la actividad de las células de Leydig.

Exceso

El exceso de zinc, denominado hipercincemia, se ha asociado con bajos niveles de cobre, alteraciones en la función del hierro, disminución de la función inmunológica y de los niveles del colesterol bueno (HDL), vómitos, diarrea, daños a los riñones y depresión mental.1920

Zinc en la dieta

El zinc se encuentra en diversos alimentos, especialmente en aquellos ricos en proteínas, ya que el zinc queda retenido entre las mismas, como ostras, carnes rojas, carne de cerdo, cordero, aves de corral, algunos pescados y mariscos. Otras fuentes ricas en zinc son las habas, nueces, granos enteros y levadura. Las frutas y las verduras no son habitualmente buenas fuentes, porque el zinc en las proteínas vegetales no tiene tanta biodisponibilidad para el ser humano como el zinc de las proteínas animales.

Los cereales integrales, las legumbres y los frutos secos son ricos en fitatos, que son conocidos bloqueantes del zinc. La biodisponibilidad del zinc en el pan leudado es mayor que en los productos sin levadura, ya que el proceso de leudado activa la fitasa, que descompone el ácido fítico. El resultado es que mejora la biodisponibilidad del zinc.

La ingesta diaria recomendada de zinc ronda los 11-20 mg para hombres adultos, menor para bebés, niños, adolescentes y mujeres adultas (por su menor peso corporal) y algo mayor para mujeres embarazadas y durante la lactancia. La absorción del zinc es muy variable (entre un 20 y un 30%), y aumenta cuando el consumo es bajo o cuando aumentan las necesidades.

Aunque los adultos vegetarianos tienen a menudo una ingesta menor que la de los omnívoros, parece que en general presentan un nivel adecuado de zinc, como se refleja en los niveles de zinc en sangre y en los estudios sobre el balance de zinc. Se ha visto que a lo largo del tiempo se produce una adaptación a la dieta vegetariana, dando como resultado una mejor utilización de este elemento. Los hombres vegetarianos y no vegetarianos tienen un consumo de zinc similar mientras que las mujeres vegetarianas presentan un consumo significativamente más bajo. Incluso aunque estas últimas consuman menos zinc, sus niveles son similares a los niveles de las mujeres omnívoras. Las personas de la tercera edad, independientemente de su tipo de dieta, tienen un mayor riesgo de deficiencia de zinc.

Como el zinc, en general, se absorbe de manera menos efectiva a partir de una dieta vegetariana que de una dieta omnívora, es importante que los vegetarianos seleccionen alimentos ricos en zinc.

Fuente: https://es.wikipedia.org/wiki/Zinc

www.ingramcontent.com/pod-product-compliance
Lightning Source LLC
Chambersburg PA
CBHW080552220526
45466CB00010B/3125